JN309507

これからの病院経営を担う人材
医療経営士テキスト

DPCによる戦略的病院経営
急性期病院に求められるDPC活用術

上級

松田晋哉

9

日本医療企画

『医療経営士テキストシリーズ』刊行に当たって

「医療経営士」が今、なぜ必要か?

　マネジメントとは一般に「個人が単独では成し得ない結果を達成するために他人の活動を調整する行動」であると定義される。病院にマネジメントがないということは、「コンサートマスターのいないオーケストラ」、「参謀のいない軍隊」のようなものである。
　わが国の医療機関は、収入の大半を保険診療で得ているため、経営層はどうしても「診療報酬をいかに算定するか」「制度改革の行方はどうなるのか」という面に関心が向いてしまうのは仕方ない。しかし現在、わが国の医療機関に求められているのは「医療の質の向上と効率化の同時達成」だ。この二律相反するテーマを解決するには、医療と経営の質の両面を理解した上で病院全体をマネジメントしていくことが求められる。
　医療経営の分野においては近年、医療マーケティングやバランスト・スコアカード、リエンジニアリング、ペイ・フォー・パフォーマンスといった経営手法が脚光を浴びてきたが、実際の現場に根づいているかといえば、必ずしもそうではない。その大きな原因は、医療経営に携わる職員がマネジメントの基礎となる知識を持ち合わせていないことだ。
　病院マネジメントは、実践科学である。しかし、その理論や手法に関する学問体系の整備は遅れていたため、病院関係者が実践に則した形で学ぶことができる環境がほとんどなかったのも事実である。
　そこで、こうした病院マネジメントを実践的かつ体系的に学べるテキストブックとして期待されるのが、本『医療経営士テキストシリーズ』である。目指すは、病院経営に必要な知識を持ち、病院全体をマネジメントしていける「人財」の養成だ。
　なお、本シリーズの特徴は、初級・中級・上級の3級編になっていること。初級編では、初学者に不可欠な医療制度や行政の仕組みから倫理まで一定の基礎を学ぶことができる。また、中級編では、医療マーケティングや経営戦略、組織改革、財務・会計、物品管理、医療IT、チーム力、リーダーシップなど、「ヒト・モノ・カネ・情報」の側面からマネジメントに必要な知識が整理できる。そして上級編では、各種マネジメントツールの活用から保険外事業まで病院トップや経営参謀を務めるスタッフに必須となる事案を網羅している。段階を踏みながら、必要な知識を体系的に学べるように構成されている点がポイントだ。

テキストの編著は病院経営の第一線で活躍している精鋭の方々である。そのため、内容はすべて実践に資するものになっている。病院マネジメントを体系的にマスターしていくために、初級編から入り、ステップアップしていただきたい。

　病院マネジメントは知見が蓄積されていくにつれ、日々進歩していく科学であるため、テキストブックを利用した独学だけではすべてをフォローできない面もあるだろう。そのためテキストブックは改訂やラインアップを増やすなど、日々進化させていく予定だ。また、執筆者と履修者が集まって、双方向のコミュニケーションを行える検討会や研究会といった「場」を設置していくことも視野に入れている。

　本シリーズが病院事務職はもとより、ミドルマネジャー、トップマネジャーの方々に使っていただき、そこで得た知見を現場で実践していただければ幸いである。そうすることで一人でも多くの病院経営を担う「人財」が育ち、その結果、医療機関の経営の質、日本の医療全体の質が高まることを切に願っている。

『医療経営士テキストシリーズ』総監修
川渕　孝一

はじめに

　中医協（中央社会保険医療協議会）における数次の検討を経て、DPC調査参加病院が拡大している。2003（平成15）年度に特定機能病院等82施設を対象に始まったDPCに基づく包括評価制度は、2010（平成22）年度は支払い対象病院が1,391施設となり、支払いを伴わない準備病院を加えると1,670の急性期病院がDPC調査対象施設となっている。これは病床規模で47万床の施設に相当し、急性期の入院医療を必要とする患者の80％以上がDPC対象施設で治療を受けていると推計される。

　DPCに関しては支払い方式としての議論が主体となっているが、その本来の目的は情報の標準化と透明化である。医療に対する国民の第一の関心は医療の質である。しかし、日進月歩の医療において絶対的な評価を行うことは困難であり、その評価は相対的なものにならざるを得ない。相対的な評価の基本は比較であり、そのためには標準化された情報に基づく比較の単位が必要である。この単位がDPCで、比較のための指標を設定することにより医療の質評価が可能になるのである。比較可能な情報なしに質の評価を行うことはできない。また、そのような情報があって初めて医療への適切なファイナンスが実現可能となる。

　DPC調査では様式1という退院サマリ、レセプトの詳細情報であるD/E/Fファイル、そして様式3という医療機関の構造等に関する情報が集められている。これらの情報を用いることで、各患者のどのような傷病に対して「いつ」「何を」「どれだけ」行ったかという入院中の一連のプロセスを再現できるようになった。しかもそのデータは標準化・電子化されているために、施設間比較も容易に行える。すなわち、DPCが導入されたことにより、我が国の急性期入院医療は急速に「可視化」が進んだのである。

　本書ではDPCという標準化された情報を用いて、どのように病院経営分析を行えばよいのか、そして今後のミクロ・マクロ両面での医療経営のありかたを検討するためにいかにそれを活用できるかについて説明する。限られたボリュームの解説であるため、消化不良の部分もあると思われる。さらに学習を深めたい読者は巻末の参考文献を参照されたい。

松田　晋哉

目次 contents

『医療経営士テキストシリーズ』刊行に当たって …………………………… ii
はじめに ……………………………………………………………………… iv

第1章 医療制度改革とDPC

1 診断群分類が必要になった理由 ……………………………………… 2
2 DPC時代の病院マネジメント職とは ………………………………… 15

第2章 DPCとは何か

1 DPCの構造 ……………………………………………………………… 18
2 DPC関連データ ………………………………………………………… 29
3 病院機能係数(指数) …………………………………………………… 35

第3章 DPCデータを用いた病院マネジメント

1 DPC時代の収支管理と品質管理 ……………………………………… 50
2 DPCデータを用いた分析の方法論 …………………………………… 54
3 DPCデータのバランスト・スコアカードへの活用 ………………… 74

第4章 DPCと我が国の医療提供体制の今後

1 医療情報の標準化とDPC ……………………………………………… 82
2 医療計画とDPC ………………………………………………………… 86
3 DPCの臨床研究への活用 ……………………………………………… 91

おわりに ……………………………………………………………… 95

第1章
医療制度改革とDPC

1 診断群分類が必要になった理由
2 DPC時代の病院マネジメント職とは

1 診断群分類が必要になった理由

1 医療の目的は何か

　医療技術の進歩により、かつては不治の病と考えられていた傷病が、今日ではたとえ完治は困難でもある程度の治療やコントロールが可能となった。医療経済学分野の研究成果によれば、この医療技術の進歩こそが医療費増大の最大の要因であるという[1)・2)]。がん治療における分子標的薬の開発や再生医療の発展により今後も医療の高度化は進む。したがって、医療費はさらに増大することになる。加えて社会の高齢化は、こうした高度医療を受ける患者数を増大させることで医療費を増加させる[3)]。

　高齢社会は健康への関心が高まる社会である。マスメディアやインターネットを通じて、かつては想像もできなかったレベルで、国民が医療関連情報にアクセスすることが可能になっている。こうした情報には質的に問題があるものも少なくないが、情報に基づいて患者が医療施設、医療者、医療技術を「選択」する時代が来ていることは十分認識されなければならない。消費者主権的な志向の強まりにより、医療のコモディティ（一般消費財）化が進んでいるのである。

　他方、医療技術の進歩と慢性疾患主体の傷病構造、高齢化により我が国の医療費は増大を続けている（図1-1）[4)]。対GDP（国内総生産）比でみたとき、国際的に我が国の医療費支出は低いレベルにあり、より多くの支出が必要だという意見がある一方で、国民健康保険、職域健康保険はともに財政赤字が拡大しており、増加している医療費の抑制が必要だという意見もある。この問題は中医協（中央社会保険医療協議会）の場において長い間議論されてきたが、いまだに決着がついておらず、これまではその時々の政治的環境の中で具体的なデータもなしにその扱いが決められてきた。

　医療の問題に関しては、支払い側、診療側双方が完全に満足する方策というものはないであろう。客観的なデータをもとにして、双方が不満はあるものの納得できる解決策を探るしかない。社会保険方式、税方式のいずれを採用するにしても、医療費を負担するのは国民であり企業である。一般経済が厳しくなっている今日、医療により多くの投資を望むのであれば、医療の実態に関する情報公開をこれまで以上に進めるしかない。これが現在の医療が置かれている状況である。こうした危機感を持てるかどうかが、今後の病院経営を決めるといっても過言ではないだろう。

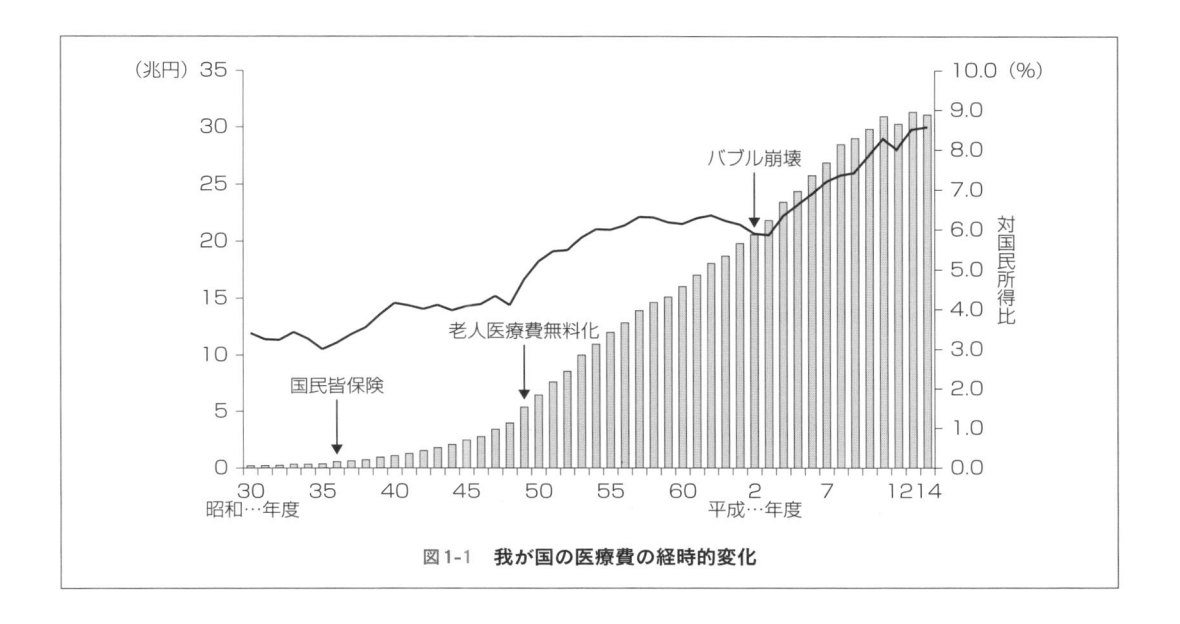

図1-1 我が国の医療費の経時的変化

2 医療の質をどう測るか

　国民は医療に何を求めているのか。確かに国民医療費の増加は問題となっているが、国民が求めているのは「安い」医療ではないはずである。傷病が生命や生活の質（QOL：Quality of Life）にかかわるものである以上、国民が医療に求めているのは「質」であり、それをできるだけリーズナブルな費用で提供する体制である。

　それでは、医療の質はどのように測るのか。日進月歩の医療の質を測る絶対的な指標を設定することは困難である。医療の質評価は必然的に相対評価にならざるを得ない。相対評価には共通の単位が必要である。我が国のDPC（Diagnosis Procedure Combination）やアメリカのDRG（Diagnosis Related Groups）等の診断群分類は比較のための単位として開発されたものである。

　共通単位であるDPCを用いて施設間の比較を行うことで、自施設の医療マネジメントにおける問題点及び課題を発見し、それを改善していくことで医療の質の継続的な改善を実現することこそがDPC制度の本質なのである（図1-2）。

　ところで、我が国では1日あたり包括支払い方式をDPC、1入院あたり包括支払い方式をDRGとする用語の誤用が広がっている。DPCもDRGも診断群分類の名称であり、それ自体が支払い方式を意味するものではない。DRGを採用する場合でも、支払い方式は1入院あたり包括支払いや予算制等、様々な方式が世界各国で採用されているのである。

　図1-3は診断群分類の発展過程を示したものである[5]。アメリカ・エール大学のフェッター教授らによって開発されたDRGは、1982（昭和57）年にアメリカの公的高齢者医療制度であるMedicareの包括支払い単位として採用された。これがHCFA-DRG（現在は

CMS-DRG）である。この分類が基本となって、小児疾患も含めた全患者を対象とするAP-DRG、副傷病による重症度分類を取り入れたAPR-DRGへと発展していく。

その他に、アメリカで開発されたDRGを自国の医療制度に適用する目的で修正したものとして、オーストラリアのAN-DRGとAR-DRG、北欧諸国のNordic-DRG、フランスのGHM、ドイツのG-DRG等がある。

オランダやオーストリア、イギリスはアメリカのDRGの適用実験を行った結果、自国の制度に合わないという結論になり、それぞれが独自の診断群分類を開発している。

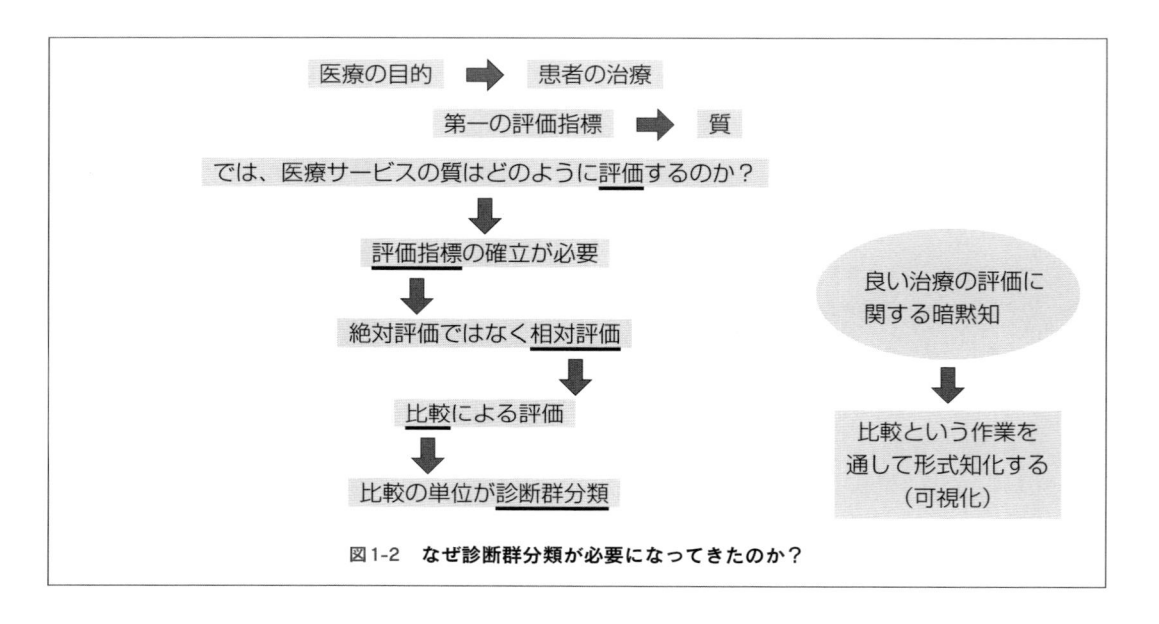

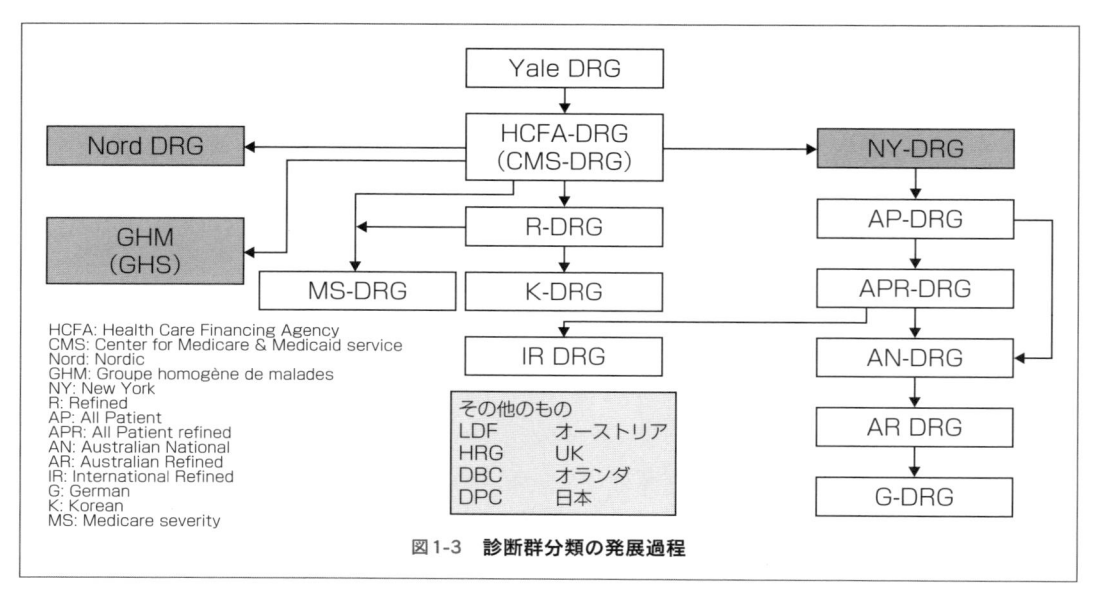

図1-2 なぜ診断群分類が必要になってきたのか？

図1-3 診断群分類の発展過程

3　DRGとDPCとの違い

「DPCはアメリカのDRGの物真似」といわれることがある。DPCの開発過程において、世界の10か国以上の診断群分類を分析しているため、そのような解釈は部分的には正しい。しかしながら、DPCはDRGとは異なる発想で開発されており、異なる分類体系である。

図1-4に示したように、DRGではまず処置の有無で患者を分類し、さらにそれを年齢や傷病の種類、重症度で分類するという処置を優先させた（Procedure dominantな）ロ

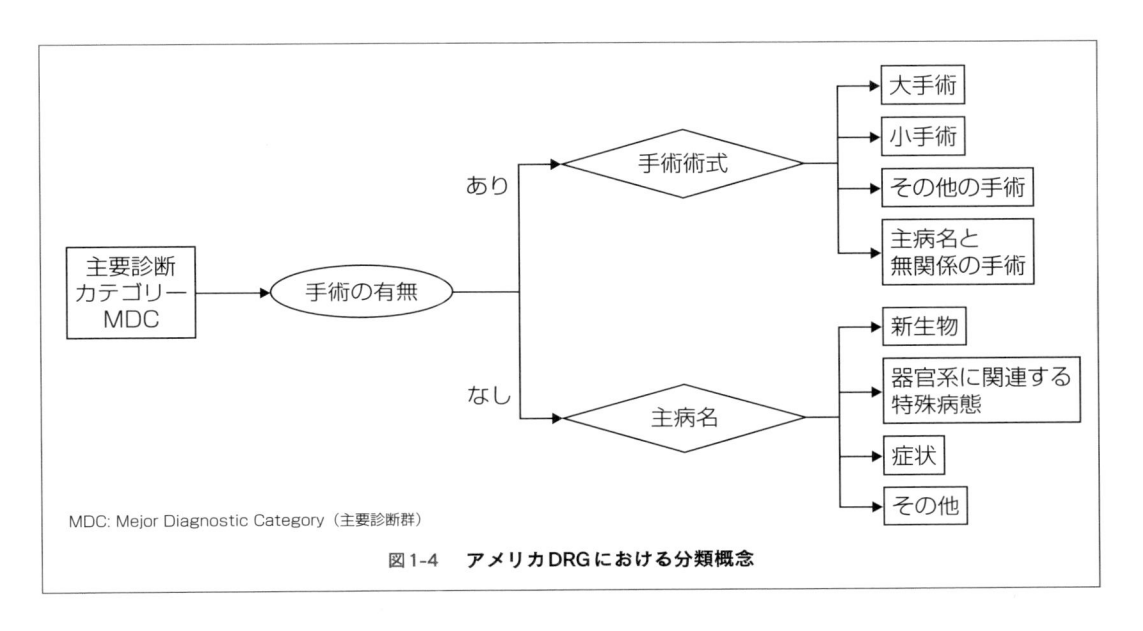

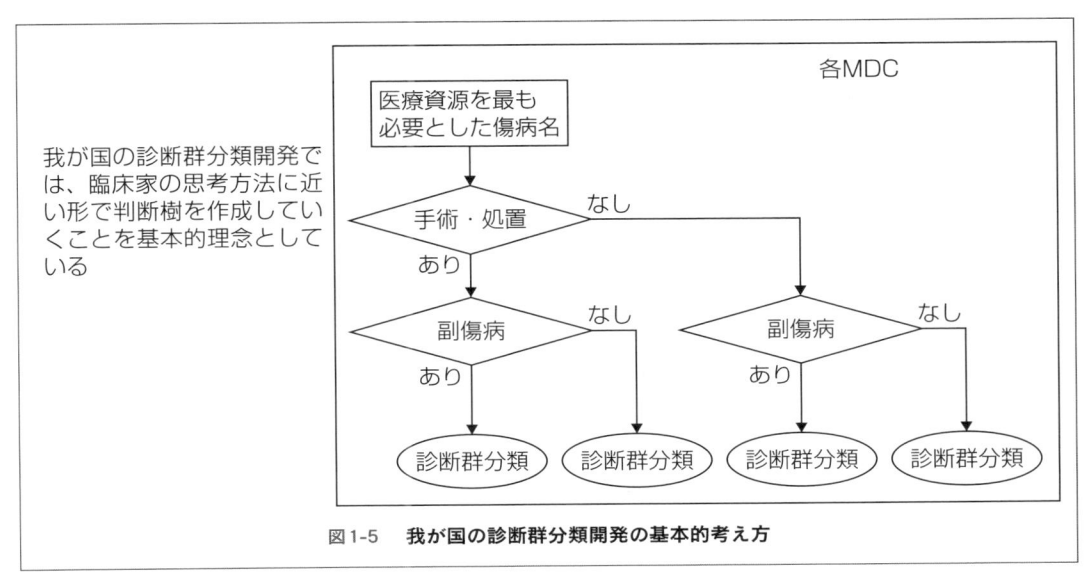

MDC: Mejor Diagnostic Category（主要診断群）

図1-4　アメリカDRGにおける分類概念

我が国の診断群分類開発では、臨床家の思考方法に近い形で判断樹を作成していくことを基本的理念としている

図1-5　我が国の診断群分類開発の基本的考え方

ジックとなっている。

　他方、DPCは図1-5に示したように、患者をまず傷病名（診断）で分類し、次いで行われた医療行為や副傷病、重症度で分類するという診断を優先させた（Diagnosis dominantな）ロジックとなっている。そのためDRGに比べると分類数は多くなる傾向にあるが、臨床評価への応用可能性、急性期以外への適用可能性等、より柔軟に活用することもできる。

　また、DPCは我が国のこれまでの支払い方式に対応したレセ電算システムをベースとして開発されたため、制度移行に関しても比較的スムーズに対応することが可能であった。

　DPCに関しては将来的にDRG方式に変わるという的外れな見解もあるが、おそらくそのようなことは起こらないと思われる。なぜならば、医療制度のありようはそれぞれの国の文化に深く根差しているからである。

4　医療の質とは

　医療の質とは何か。表1-1は我が国でも広く用いられているアメリカの医療経済学者のアベディス・ドナベディアン（Donabedian）による定義で[6]、医療の質を構造（Structure）、過程（Process）、結果（Outcome）の3つの視点から評価するものである。

表1-1　医療の質を評価する視点

| 構造（Structure） |
| 過程（Process） |
| 結果（Outcome） |

Donabedian（1988）

（1）構造

　構造とは、どのような設備、人員で医療を行うかという視点である。我が国では医療施設の設置基準、あるいは加算や管理料等の算定基準で評価される。また、医療機能評価においても構造面の評価が重視される。

（2）過程

　過程とは、当該疾患に関してどのような過程で医療を行ったかを評価する視点である。いわゆるEBM（Evidence based medicine）において最も重視される視点であり、CP（クリティカルパス：Critical pathwayあるいは：クリニカルパスClinical pathway）の活用はこの過程を標準化することで医療の質向上及び効率化を実現することを目的としている。

(3) 結果

　結果とは、治療成果等の予後を評価するもので、患者の視点からは最も重視されている。しかしながら、不確実性を回避できない医療においては、結果を絶対的な評価指標として用いることがしばしば困難な状況も生じうる。

　故武澤純氏は医療の質評価の必要性を訴え、早くからDPCデータの質評価への応用可能性を認識されていた。図1-6は医療の質評価の武澤モデルを示したものである。医療の質評価のためには、単に構造・プロセス・結果を分析するだけではなく、妥当な比較を行うために、個々の患者のリスクを調整する必要がある。したがって、結果の公表に関しては慎重な対応が求められる。

　現在、日本胸部外科学会等、多くの学術団体においては、医療の質評価のための詳細な患者情報を収集し、そうした情報をもとに個々の患者のリスクを調整した上で、施設間比較を行う事業が進行している。このような自主的な試みは、我が国の医療の質向上のために重要であり、今後の発展が期待される。

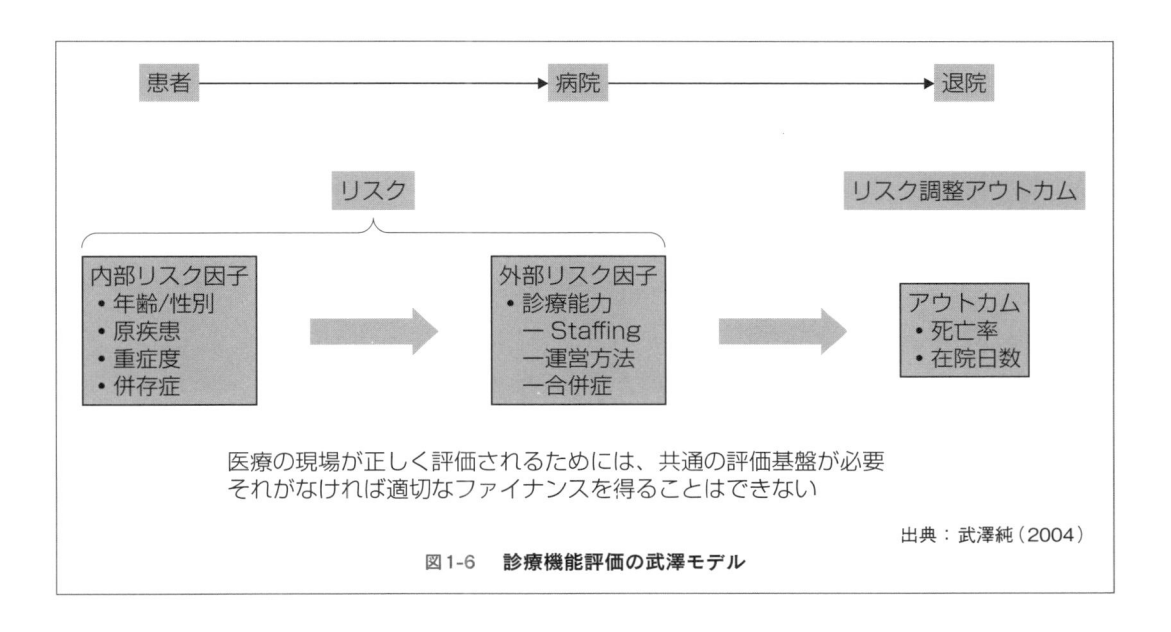

図1-6　診療機能評価の武澤モデル

出典：武澤純（2004）

5　DPCによる評価例1：狭心症に対するインターベンションの実施状況

　DPCが導入されたことで、調査対象病院は同じフォーマットでデータを作成することとなった。その結果、図1-7に示したような施設間比較を行うことが可能となった。こ

第1章　医療制度改革とDPC

の図は伏見清秀氏による国立大学病院における狭心症症例のインターベンションが行われた時期を比較したものである[7]。一番手前が全国立大学病院の平均であるが、入院翌日がインターベンション実施のピークとなっている。しかしながら、施設別にみると5日目にピークのあるもの、3日目から6日目までピークが続くものとばらばらである。

狭心症に対するインターベンションはクリニカルパス等による標準化に最も適合する傷病であるが、施設別ではこれだけのばらつきがある。おそらく個々の施設の医師は日々の臨床業務に忙しく、それをこなすことで精一杯であり、他施設との比較を行う余裕等はないのが実情であろう。しかしながら、DPCの枠組みを用いて情報の標準化を行うことで、日常業務の結果として作成されるデータから、このような多施設比較を行うことができる。このような比較を通して、各施設が自施設の医療プロセスの問題点に気づき、それを改善していくことが可能になるのである。

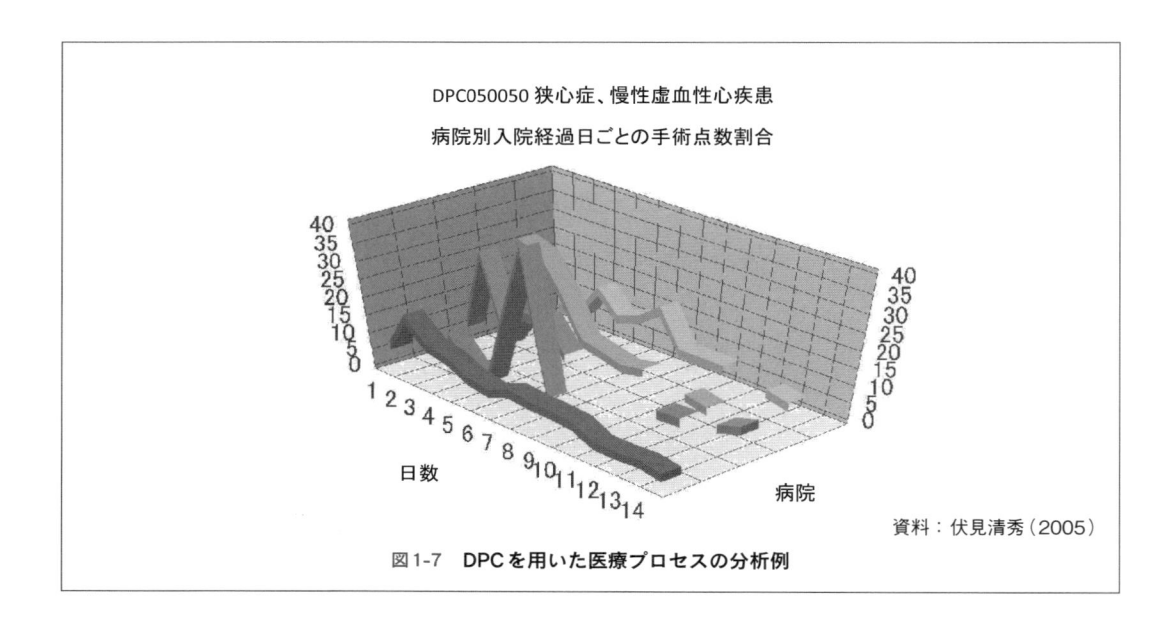

図1-7　DPCを用いた医療プロセスの分析例
資料：伏見清秀（2005）

6　DPCによる評価例2：虫垂炎手術例における抗生物質の使用状況

図1-8は伏見清秀氏による国立大学病院の虫垂炎手術例における抗生物質の使用状況を示したものである[8]。CDC（アメリカ疾病予防管理センター）等のガイドラインによれば、周術期の抗生物質の予防投薬に関してはペニシリン系、第一世代及び第二世代のセフェム系の使用が推奨されている。しかしながら、図1-8の結果は、第四世代のセフェム系及びオキサセフェム系を第一選択薬として用いる施設が少なからず存在することを示している。

診断群分類が必要になった理由 **1**

　すでに多くの関係者から指摘されているように、我が国の抗生物質の使用方法には新薬に偏りすぎていること、使用量が多いことが問題となっている。このような抗生物質の使用実態は医療経済面でも問題があるが、それ以上に耐性菌の出現を誘発しうるという臨床面での問題が大きい。厚生労働省のDPC評価分科会においても、抗生物質の使用状況に問題があると考えられた病院がヒアリングの対象となっている。

　DPCが導入されたことで、各医療施設における医療行為のプロセスの可視化が進んでいることを関係者は認識しておく必要がある。

　後述するようにDPC調査では、レセプト作成コンピュータシステム（レセコン）で作成されるE/Fファイルという医療行為の詳細情報を収集しているために、このような詳細な分析が可能となる。例えば、医薬品に関しては先発品・後発品それぞれの使用状況を一般名別に集計することができるようになる。

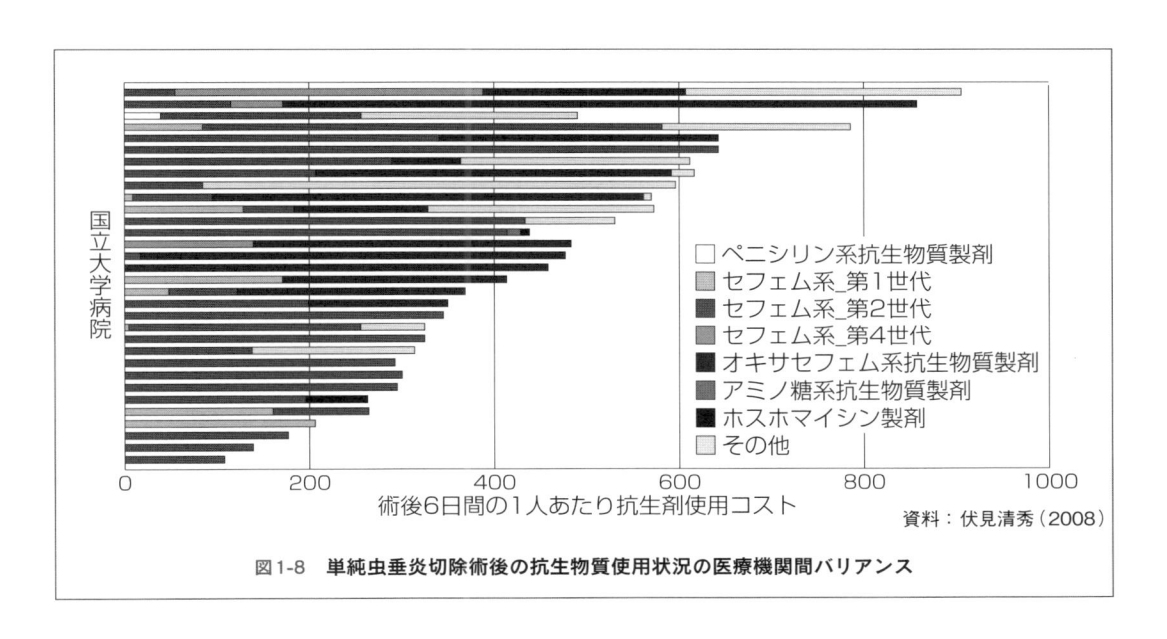

図1-8　単純虫垂炎切除術後の抗生物質使用状況の医療機関間バリアンス

資料：伏見清秀（2008）

7　DPCによる評価例3：イレウス手術例における術後創感染（Surgical site infection：SSI）

　DPC調査で収集している情報は臨床面では不十分な面があり、個々の患者の持つリスクを調整して施設間比較を行うレベルにはまだ達していない。しかしながら、図1-9に示した術後創感染の発生状況を比較することは可能である。もちろん、創感染の発生に関しては過少報告の可能性があるし、各施設の扱っている患者のリスク等を考慮していないといった限界があり、このような分析結果の解釈には注意が必要である。

　表1-2は図1-9の症例について、術後創感染の有無別に在院日数と出来高換算のコ

ストを比較したものである。術後創感染がある場合はない場合に比べて、在院日数、出来高換算コストがともに倍になっている。ここで留意すべき点は、術後創感染の有無はDPCの分類情報としては用いられないことである。DPCの包括点数には平均的に発生している術後創感染による点数は含まれている。そのため、全国平均よりも術後創感染が多く生じている施設は、DPC制度下においては経済的に不利な状況となる。このように、部分的ではあるがDPC制度では医療の質が支払いに影響する仕組みが採用されているのである。

　医療の質を経済的な側面も含めて評価することはなかなか難しいが、病院感染は比較的評価が行いやすい領域である。したがって、DPCを用いた医療評価に関する研究を進めることがDPCの枠組みを用いた臨床評価の第一段階としては重要である。例えば、抗菌性のある医療材料の感染予防に関する研究や術後の回復過程に関する研究等は比較的取り組みやすい課題である。こうした研究は包括制度下における医薬品や医療材料の適正評価のためにも重要であろう。

　例えば、仮にある抗菌性材料が単価は高くとも、病院感染を予防することでトータルの医療コストを低減し、かつ医療の質も向上させるのであれば、そのような医療材料は積極的に用いるべきであり、インセンティブが働くような報酬を設定する必要がある。逆に手術における予防的抗生剤投与において、効果に差がないのであれば、より安価な薬が用いられるべきである。

　DPCという共通の比較単位が導入されて評価が可能になったことは、これからの医療経済性評価の動向に大きな影響を持つと思われる。

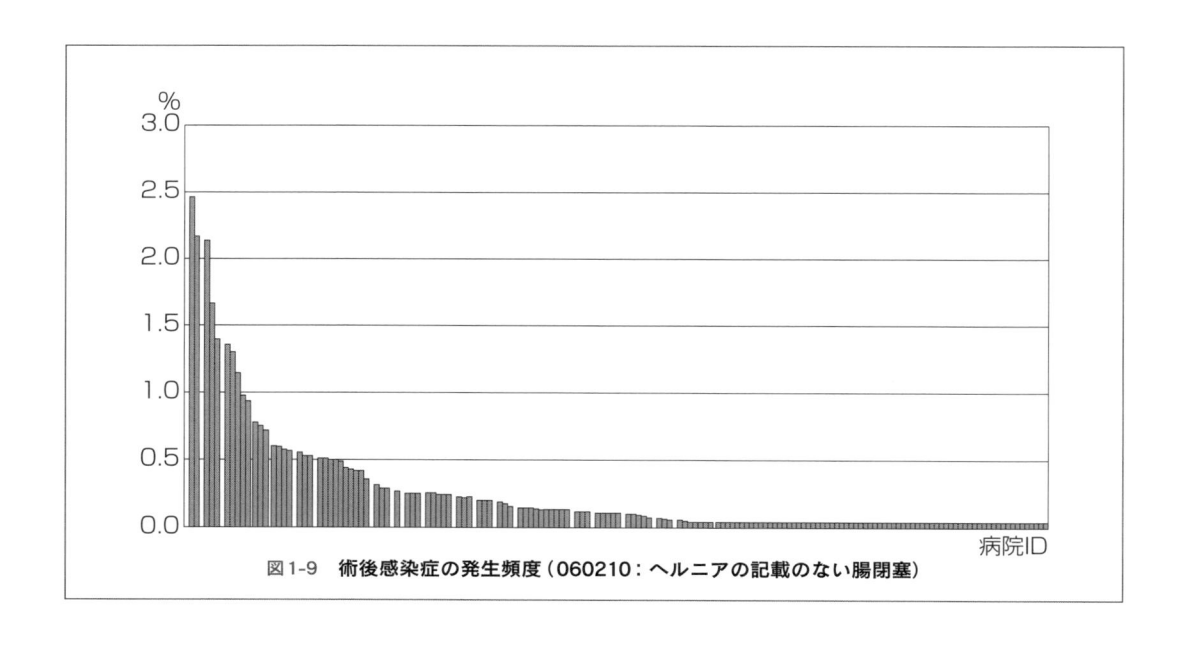

図1-9　術後感染症の発生頻度（060210：ヘルニアの記載のない腸閉塞）

表1-2　術後感染症の有無によるコストの差異（060210：ヘルニアの記載のない腸閉塞）

	術後感染	平均値	標準偏差	有意確率
平均在院日数	なし あり	31.5 62.3	25.2 38.2	0.018
全コスト	なし あり	132298.9 248756.8	103104.1 153752.5	0.024
検査コスト	なし あり	8048.8 16128.0	6242.6 10572.7	0.023
画像診断コスト	なし あり	8796.6 14055.4	6482.9 9198.3	0.006
注射コストなし	なし あり	19514.5 33867.3	37266.2 41097.0	0.187
手術関連コスト	なし あり	29921.4 45148.6	18347.0 27498.6	0.005
包括部分コスト	なし あり	52045.1 106141.2	67986.6 106537.2	0.107
出来高部分コスト	なし あり	30326.8 50991.1	18873.9 30321.9	0.038

8　広義の医療の質

　医療の質に関してはドナベディアン（Donabedian）の示す3つの視点のように臨床面のみが取り上げられることが多いが、これに加えて「経営の質」「制度の質」も重要である（図1-10）。どんなに優れた医療技術があっても、それが地域のニーズに合わなかったり、コスト管理が十分ではないために原価割れが続くならば、その医療施設の経営はいずれ成り立たなくなる。

　仮に医療技術が地域のニーズに合っていて、かつそれを提供するための経営努力をミクロ・マクロレベルの両方で行っているにも関わらず、経営が成り立たないのであれば制度に問題がある可能性が高い。その場合はデータに基づいて、当局に制度の改善を働きかけることになる。

　ただし、以上の議論の前提として、医療における経営の質に関しても標準的なフォーマットで評価できる体制が必要である。経営主体が様々な我が国において、共通の財務データをつくることが難しいことは筆者も理解している。しかしながら、我が国では同じカテゴリーの経営主体である医療機関においてさえ、共通の財務データを必ずしも整備できない状況がある。信頼性のある財務データが整備できないようでは、経営のプロの集まりである支払い側の理解を得ることは難しい。財務データの標準化、透明化、質の向上が求めら

れているのである。
　世の中に完全な医療制度は存在しない。制度上の問題点を明らかにし、それらを改善していくためのサイクルを制度に内包することが必要なのである。DPCでは、完全な形ではないにしても、このようなサイクルのまわる仕組みが採用されているという点を認識することが重要である。すなわち、個々の医療機関は単に医療制度の変化に受け身で対応するのではなく、DPCという標準化された情報をもとに、制度改革に積極的にかかわっていくことが求められている。

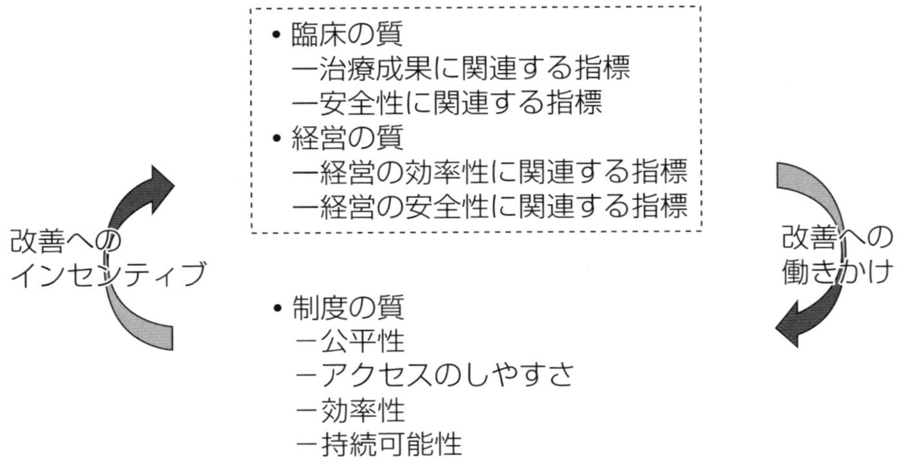

- 臨床の質
  - 治療成果に関連する指標
  - 安全性に関連する指標
- 経営の質
  - 経営の効率性に関連する指標
  - 経営の安全性に関連する指標

改善へのインセンティブ　　改善への働きかけ

- 制度の質
  - 公平性
  - アクセスのしやすさ
  - 効率性
  - 持続可能性

図1-10　医療の質とは

9　制度の質の評価例

　WHO（世界保健機関）の評価によれば、我が国の医療制度の質は世界一の水準にあるという。確かに国民皆保険とフリーアクセスは我が国が世界に誇るべき特徴である。しかしながら、医療資源の適正配分という点においては改善すべき課題が多いのも事実である。
　図1-10は石川ベンジャミン光一氏が2008（平成20）年度の厚生労働省公開データを地図情報システム（GIS：Geographic Information System）で分析し、都道府県別・傷病別に各地域の住民がDPC調査参加施設に一般道を用いて何分以内にアクセスできるかを明らかにしたものである。この例は岩手県の状況を示したもので、三陸海岸に位置する市町では60分以内でDPC調査対象施設（＝急性期病院）に行くことのできる人口が50％未満である場合が少なくない。
　では、図1-12のような都市部ではどうか。例えば、東京大学病院を中心に考えると、

診断群分類が必要になった理由 ❶

30分以内のアクセス圏に多数の急性期病院が存在している。こうした病院間の機能分化と連携体制はどうなっているのであろうか。単に競争しているだけなのだろうか。我が国の医療システムにおいては、病診連携は比較的整備されているが、病病連携の弱さが問題点として指摘されており、このようなデータを基に連携のあり方を考える必要がある。

新臨床研修制度の導入により、新卒医師の初期研修先が実質的に自由化したために、各都道府県の医学部の臨床系講座の地域医療に対するガバナンス機能が低下している。このような状況で医療機関の適正配分の問題をどのように解決するかが大きな課題となっている。

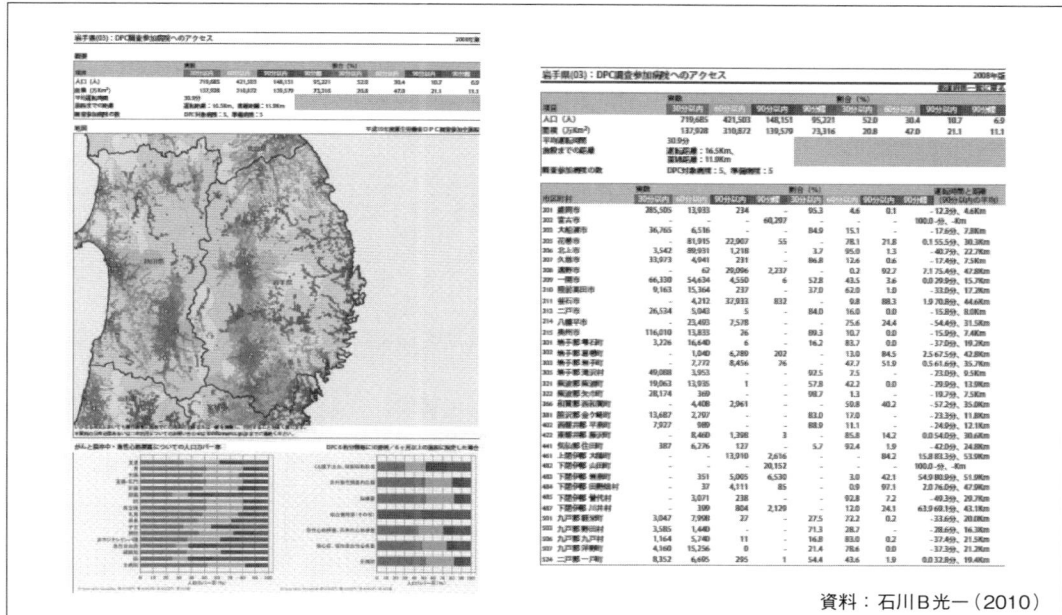

資料：石川B光一（2010）

図1-11　DPC対象病院へのアクセスに関するGIS分析結果の例（岩手県）

第1章 医療制度改革とDPC

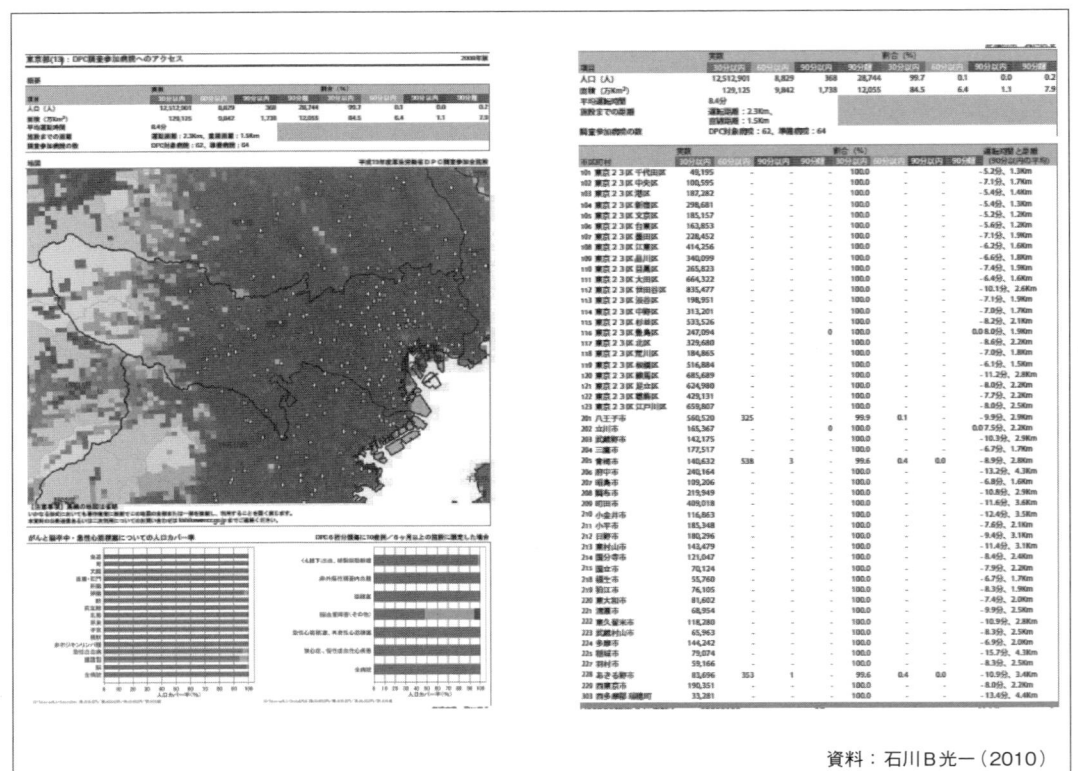

図1-12 DPC対象病院へのアクセスに関するGIS分析結果の例（東京都）

資料：石川B光一（2010）

診断群分類が必要になった理由 ❶ ／ DPC 時代の病院マネジメント職とは ❷

❷ DPC時代の病院マネジメント職とは

1 マネジメントの時代

　我が国の病院は、医療技術の進歩と高齢化の進展により増大する医療費、それを支えるべき日本経済の長期低迷、国民の医療に対する要求水準の高まりという難しい社会環境条件の中で、医療を継続的・安定的に提供していかなければならない。このような難しい役割を担うためには、それにふさわしい技能・能力を持った専門職が必要である。

　「土木」「農政」部門にいた事務職がトレーニングを受けることなく「病院」の事務幹部となる、といったことが国公立の病院ではたびたびみられるが、その際に求められる役割を果たすのは特別な才能を持った者を除けば非常に難しい状況になっている。「事務部門の人事ローテーションの一環であり、仕方のないことである」という言い訳はナンセンスであろう。税金を投入して運営されている医療機関の経営を素人に任せている状況が許されるような社会経済環境ではない。

　病院経営にDPC関連データを適切に活用するためには、医療制度や医療情報に詳しいマネジメント職の存在が不可欠である。図1-13に示したように医療制度の動向や地域に

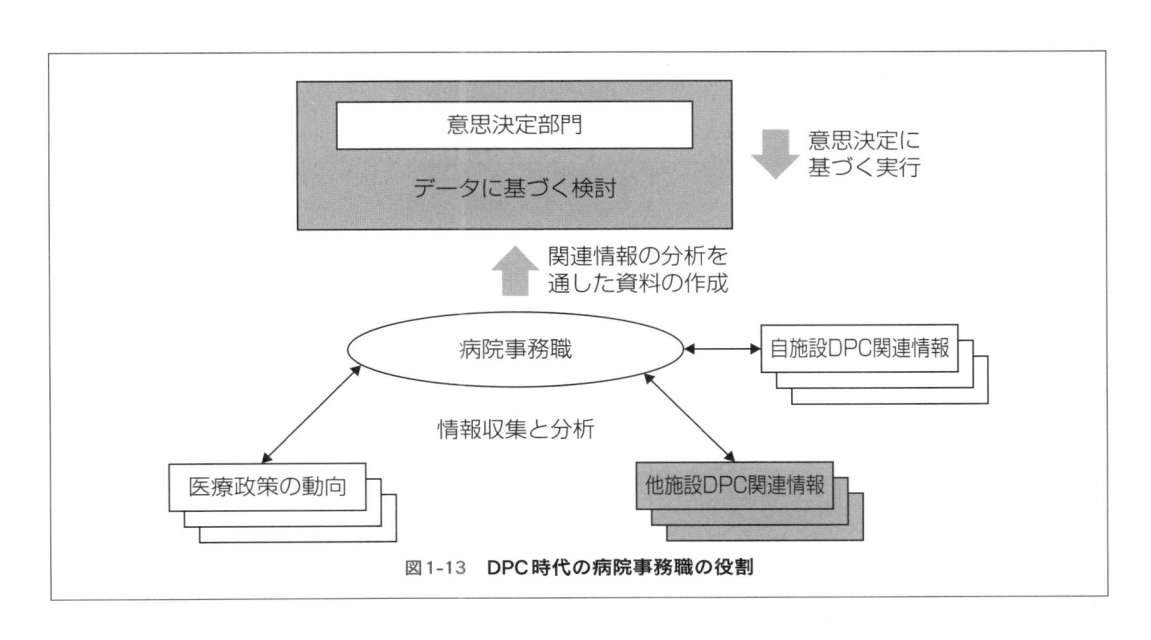

図1-13　DPC時代の病院事務職の役割

おける医療ニーズの変化、さらには他施設及び自施設のDPC関連データの分析を通して、自施設の地域における位置づけと今後の方向性について検討するための基礎資料を作成できる事務職、医療マネジメントの専門職が求められているのである。データに基づく明確な方針もなく、大きな社会経済的環境の変化の渦中にある急性期病院を経営することは難しい。

　すでにJA北海道厚生連（北海道厚生農業協同組合連合会）や国立病院機構、VHJ機構（Voluntary Hospital Japan）、日本病院会等はDPCデータを用いた病院事務職の研修を精力的に行っている。現状では福岡県内に限られているが、筆者らもDPC対象病院のマネジメント職を対象としたセミナーを定期的に開催している。図1-14に2009（平成21）年度のカリキュラムを示した。このような機会を積極的に活用して、マネジメント担当職が自己研鑽に励むことが求められている。

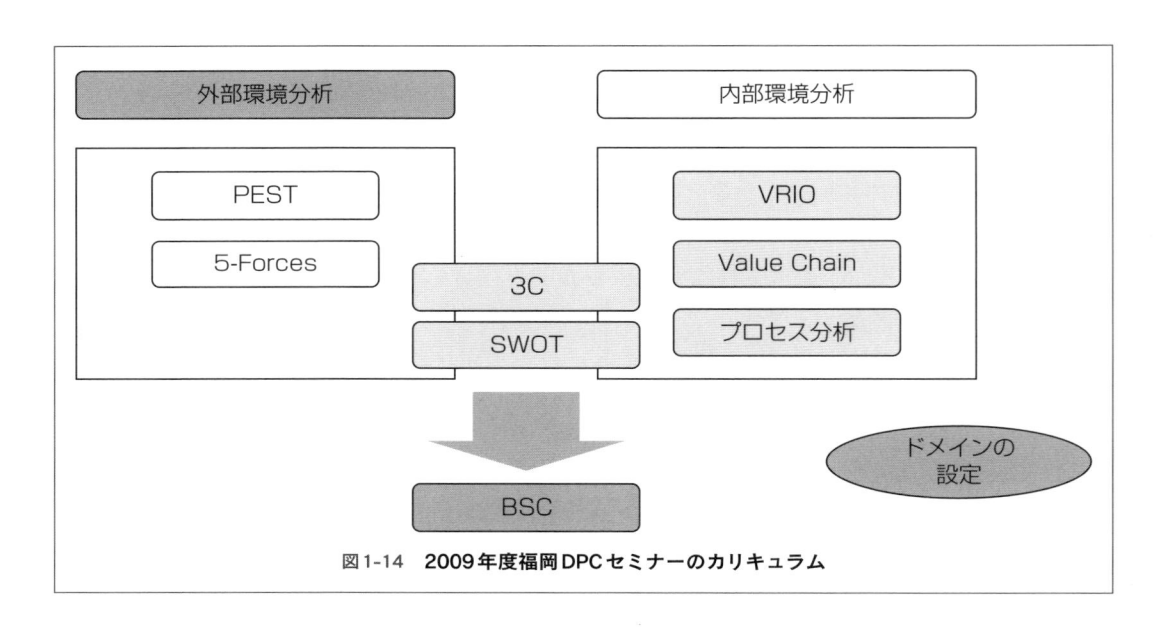

図1-14　2009年度福岡DPCセミナーのカリキュラム

第2章
DPCとは何か

1 DPCの構造
2 DPC関連データ
3 病院機能係数（指数）

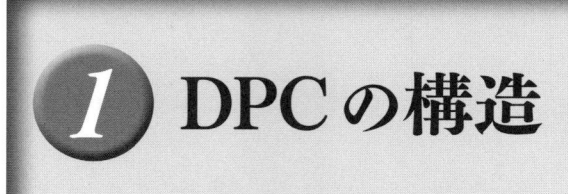

1 DPCの構造

1　DPCの分類コード

　図2-1に示したように、DPCは14桁のコードから構成されており、最初の6桁は病名に相当する。初めの2桁が主要診断群（MDC）で、これが「01」であれば神経、「02」であれば目、「03」であれば耳鼻咽喉科、「10」であれば内分泌代謝系となる。次の4桁が病名でICD10（国際疾病分類）に対応している。なお、DPCの上6桁を基本DPCあるいはDPC6と呼ぶ。

　「入院種別」というコードは入院目的を区別するために設定されているが、2010（平成22）年度分類では利用されていない。

　「年齢・体重・JCS条件」は、年齢によって医療資源の投入量に違いがある場合に分類されるコードである。体重は新生児の場合に用いられる。新生児は出生時体重がその後の医療資源の投入量に大きく影響するという知見から、このような区分が用いられている。JCS（Japan Coma Scale）は脳血管障害などで意識障害の深度を分類するものである。

　「手術等サブ分類」は手術による区分で、医療資源の必要度からコードが設定されている。なお、医療資源の必要度については外保連（外科系学会社会保険委員会連合）試案を基に評価される。ここで「97」は「01」、「02」等が設定されている場合は「その他手術」、ない場合は「手術あり」「99」は「手術なし」をあらわしている。

　「手術・処置等1」「手術・処置等2」は補助手術や化学療法、放射線療法等の有無及びその種類で分類するコードである。これらのコードに関しては、医療資源の必要度を反映させてフラグが複数設定されている。

　「副傷病名」は、医療資源の投入量に影響しうる併存症や続発症を評価するものである。2010（平成22）年度分類では、内科系と外科系を区別して副傷病を評価する方式が採用されている。

　13桁目までの情報では対応できないような医療資源の投入量に関係する条件がある場合には14桁目で評価される。例えば白内障であれば、片眼であるのか、両眼であるのかが区別される。

```
                    10  0010  3  x  01  1  1  0  0
```

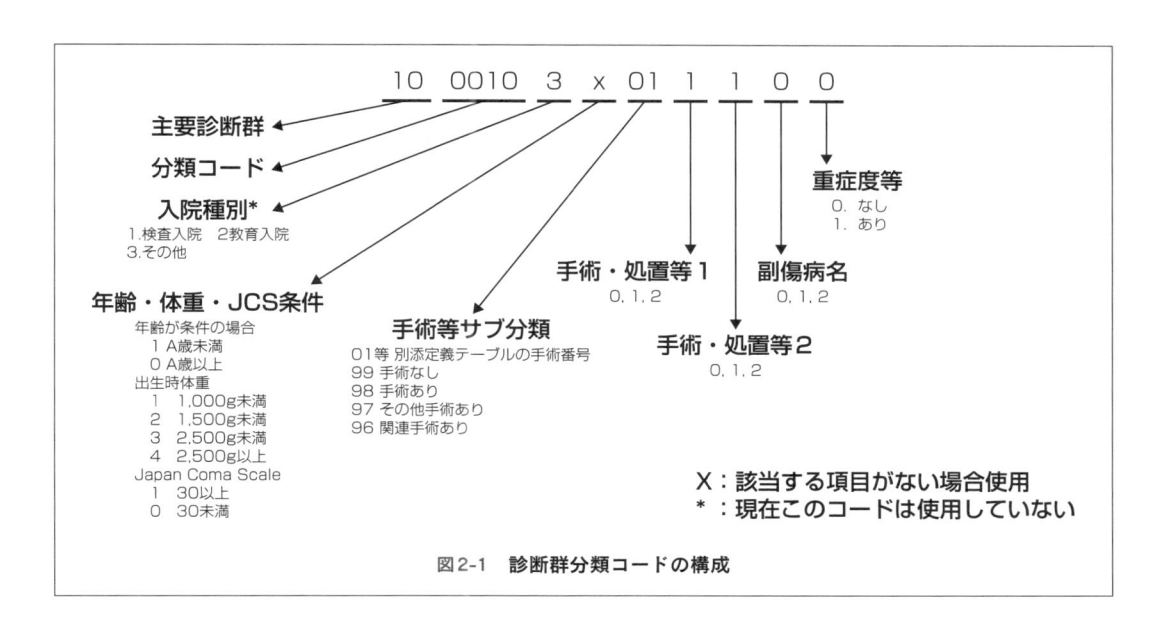

主要診断群
分類コード
入院種別*
　1.検査入院　2.教育入院
　3.その他

年齢・体重・JCS条件
　年齢が条件の場合
　　1　A歳未満
　　0　A歳以上
　出生時体重
　　1　1,000g未満
　　2　1,500g未満
　　3　2,500g未満
　　4　2,500g以上
　Japan Coma Scale
　　1　30以上
　　0　30未満

手術等サブ分類
　01等　別添定義テーブルの手術番号
　99　手術なし
　98　手術あり
　97　その他手術あり
　96　関連手術あり

手術・処置等1
　0, 1, 2

手術・処置等2
　0, 1, 2

副傷病名
　0, 1, 2

重症度等
　0. なし
　1. あり

X：該当する項目がない場合使用
*：現在このコードは使用していない

図2-1　診断群分類コードの構成

2　DPCとレセコン

　DPCは診断（Diagnosis）と医療行為（Procedure）の組み合せ（Combination）により患者を分類する方法である。

　診断名は当該入院において最も医療資源を必要とした傷病（＝医療資源病名）が用いられる。様式1及びDPCレセプトではこの医療資源病名と入院の契機となった病名（＝入院契機病名）、主傷病、入院時併存症（4つまで）、入院後続発症（4つまで）が日本語病名とICD10（国際疾病分類）で記載される。

　医療行為については診療報酬表に定めるコードで分類が確定する。このコードはレセコンの基本システムとして組み込まれている。我が国は歴史的に出来高払い方式に対応する形でレセコンを発展させてきたために、医療行為に関する基本情報がレセコンの中に記録されている。ただし、DPCが導入されるまでは、各施設のレセコンに組み込まれている医療行為のコード表が共通化されていなかったために、それを施設間比較のための情報として活用することが困難であった。DPC調査に参加する施設は、レセコンの基本システムとして厚生労働省の標準マスターを採用するよう義務づけられている（図2-2）。これによりすべての病院が同じフォーマットでデータを作成することが可能となった。こうしてDPCデータは医療プロセスを分析するための重要な枠組みとなったのである。

第2章　DPCとは何か

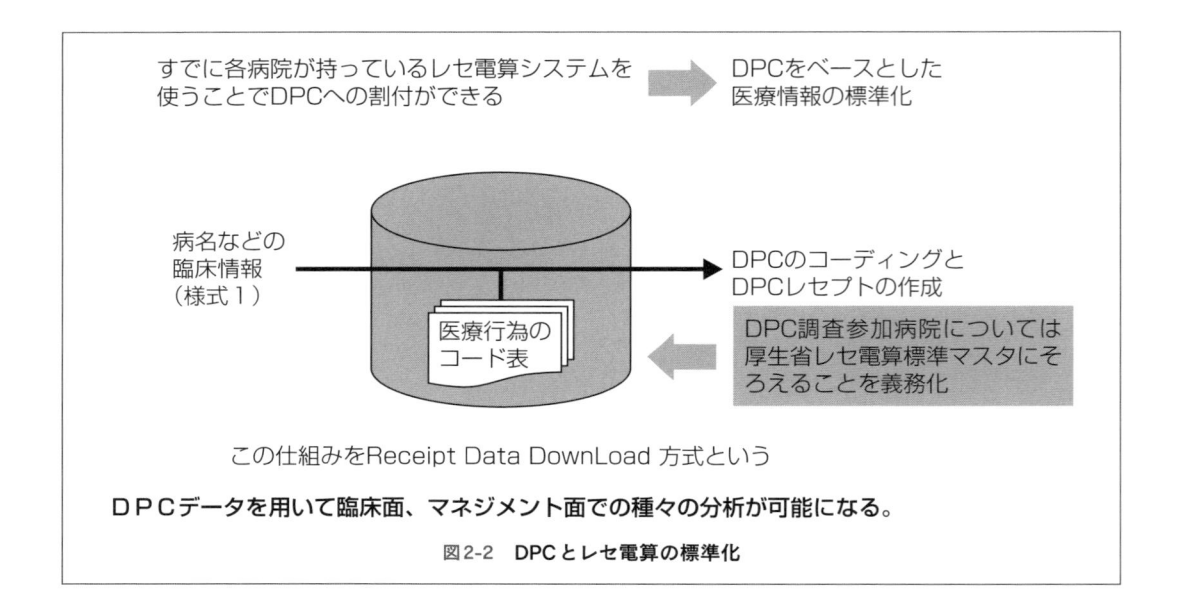

```
すでに各病院が持っているレセ電算システムを    →    DPCをベースとした
使うことでDPCへの割付ができる                    医療情報の標準化

病名などの
臨床情報          →          DPCのコーディングと
（様式1）                    DPCレセプトの作成

          医療行為の           DPC調査参加病院については
          コード表      ←     厚生省レセ電算標準マスタにそ
                               ろえることを義務化

         この仕組みをReceipt Data DownLoad 方式という
   ＤＰＣデータを用いて臨床面、マネジメント面での種々の分析が可能になる。
```

図2-2　DPCとレセ電算の標準化

3　DPC定義表

　DPCの上6桁で定義される各傷病（基本DPC）について、含まれる傷病の一覧（ICD10（国際疾病分類）で定義）、一般的に行われる手術・処置、医療資源の必要度に関して考えるべき副傷病やその他の要因（年齢、Japan Coma Scale、出生時体重、重症度）の一覧をリストアップしたものがDPC定義表である（図2 - 3）。

　この定義表に基づいて臨床的に意味のある分類を作成すると1万超の分類ができる。これを臨床分類というが、このままでは支払いや医療評価に用いることは難しい。そこで、DPC対象施設から収集したデータを用いて支払い単位として集約したものが支払い分類と呼ばれるもので、その一部が実際の支払いに使われる。2010（平成22）年度分類では基本DPCが507、総分類数が2,658、そのうち支払いに使われるものが1,880分類となっている。

　DPC分類については後述の樹形図を用いた議論が多いようだが、分類の見直しや医療の質も含めた医療評価のためには、定義表に基づいて検討するのが基本である。

診断群分類			医療資源を最も投入した傷病名		年齢、出生時体重等			手術					手術・処置等1				手術・処置等2				副傷病				重症度等	
MDC	コード	分類名	ICD名称	ICDコード	コード	フラグ	年齢、出生時体重	手術分岐	対応コード	フラグ	点数表名称	区分番号等	対応コード	フラグ	処置等名称	区分番号等	対応コード	フラグ	処置等名称	区分番号等	対応コード	フラグ	疾患名	疾患コードまたはICDコード	フラグ	重症度等
04	0040	肺の悪性腫瘍	気管の悪性新生物	C33				手術なし	99	99	手術なし		1	1	気管支鏡検査、気管支カメラ	D301	7	11	ベバシズマブ		1	1	白血球疾患（その他）	130070		
			気管支および肺の悪性新生物	C34$				その他の手術あり	97	05	気管支腫瘍摘出術（気管支鏡又は気管支ファイバースコープによるもの）	K510	1	1	気管支ファイバースコピー	D302	6	10	ペメトレキセドナトリウム水和物		1	1	敗血症	180010		
			肺の続発性悪性新生物	C780					97	06	胸腔内（胸膜内）血腫除去術	K494	1	1	経皮的針生検法	D412	5	9	カルボプラチン+パクリタキセルあり		1	1	その他の慢性疼痛	R522		
			気管の上皮内癌	D021					97	07	気管支狭窄拡張術（気管支鏡によるもの）	K508	1	1	経気管肺生検法	D415	4	8	化学療法ありかつ放射線療法なし		1	2	[illegible]	070140		
			気管支および肺の上皮内癌	D022					97	97		その他のKコード					3	7	化学療法ありかつ放射線療法あり		1	3	脳腫瘍	010010		
			呼吸器系の上皮内癌、部位不明	D024				肺悪性腫瘍手術等	01	01	肺悪性腫瘍手術	K514$					2	6	化学療法なしかつ放射線療法あり		1	3	肺・縦隔の感染、膿瘍形成	040150		
									01	02	気管支形成手術 輪状切除術	K5182					1	2	中心静脈注射	G005	1	3	骨の悪性腫瘍（脊椎を除く。）	070040		
									01	04	肺切除術	K511$					1	1	人工呼吸	J045$	1	3	その他の真菌感染症	180035		
									01	04	胸腔鏡下肺切除術	K513														
									01	04	胸腔鏡下肺悪性腫瘍手術	K514-2$														

図2-3 DPC定義表（肺の悪性腫瘍：040040）

4 樹形図

各傷病（DPC6）について手術が行われたか、行われた場合はどのような手術が行われたか、追加の手術・処置等はあったか、考慮すべき副傷病はあるか、というようにDPC定義表の項目にしたがって順番に選択して分類を決めるのが樹形図（Decision Tree）と呼ばれるものである。図２－４は肺の悪性腫瘍（DPC6：040040）の樹形図を示したものである。

ここで注意すべきことは、定義表に記載されている項目のすべてが樹形図における分岐には用いられないことである。DPCは調査対象施設から収集されるデータに基づいて分類の精緻化が行われている。したがって、臨床家の視点から当該疾病について臨床的に区別が必要な手技や副傷病でも、医療資源の必要度（ここでは出来高換算点数と在院日数）から有意な差がなければDPC分類の情報としては採用されない。

DPCは各施設からのデータに基づいて決められる仕組みであり、関係者の恣意的な操作の余地が少ないシステムなのである。

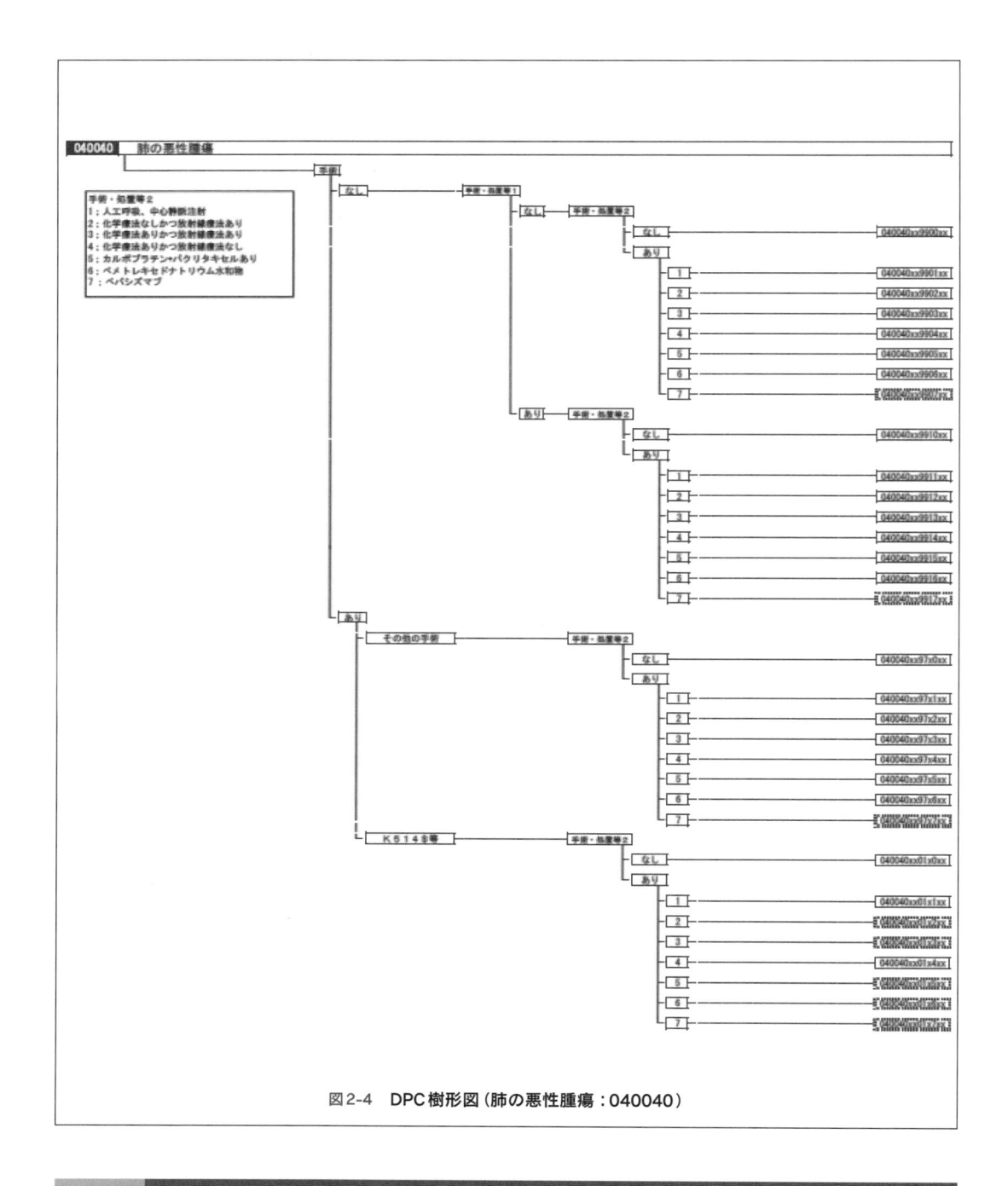

図2-4　DPC樹形図（肺の悪性腫瘍：040040）

5　包括範囲

　DPCの包括評価の対象となるのは、厚生労働省によりDPC対象病院と認定された急性期病院の一般病床に入院していて、診療報酬が設定されている分類に該当する患者のみである。したがって、DPC対象病院であっても、精神科病棟に入院している患者はDPCに

よる包括評価の対象とはならない。

　包括評価の範囲はいわゆるホスピタルフィー的部分のみで、手術料や麻酔料などのドクターフィー的部分は診療報酬表に基づく出来高で支払いが行われる。表2-1に現行診療点数表における包括範囲と出来高範囲を示した。

　DPC導入当初は病棟で使用した本来包括に入れるべき医薬品等を手術の部で算定し出来高化するといった行為、外来で化学療法薬を長期処方して入院中のDPCを「化学療法あり」とする、あるいは医療資源病名とは関係のない小手術を行い「その他手術あり」とするテクニック（？）を用いる施設も存在したようであるが、これらはいずれもルール違反であり、意図的に行えば法的処罰の対象となる。

　DPCはかなりのレベルで情報の透明化が進んでいるため、以上のような行為の有無を把握することが容易となっている。今後電子レセプトが一般化すれば、より広い範囲で医療の透明化が進んでいくことになる。現在、疑義のある施設についてはDPC評価分科会のヒアリング対象となっているが、将来的には諸外国のように医療監査が直接行われることも予想される。DPC時代のコーディング及び請求はリスクマネジメントの対象となることを認識する必要がある。

表2-1　包括評価の内容

```
診療報酬＝包括評価部分＋出来高部分
・ 包括評価の範囲
    － ホスピタルフィー的要素
        ✓ 入院基本料、検査（内視鏡等の技術料を除く）、画像診断（選択的動脈造影カテーテル手技を除く）、
          投薬、注射、1,000点未満の処置料、手術・麻酔の部で算定する薬剤・特定保険医療材料以外の
          薬剤・材料料等
        ✓ 手術前医学管理料及び手術後医学管理料については包括評価の対象
・ 出来高評価の範囲
    － ドクターフィー的要素
        ✓ 手術料、麻酔料、1,000点以上の処置料、心臓カテーテル法による検査、内視鏡検査、診断穿刺・
          検体採取、病理診断、病理学的検査判断、選択的動脈造影カテーテル手技、指導管理料、リハビ
          リテーション、精神科専門療法等
        ✓ 画像診断管理加算は包括評価の対象外
        ✓ 無菌製剤処理料、術中迅速病理組織標本作製、HIV感染治療薬、血友病等に使用する血液凝固因
          子製剤、慢性腎不全で定期的に使用する人工腎臓及び腹膜灌流
    － 手術・麻酔の部で算定する薬剤・特定保険医療材料
```

6　DPCに基づく支払い方式

　DPCに基づく包括評価は、アメリカのような1入院あたり包括評価ではなく、1日あたり包括評価、すなわちDPCごとに1日あたり報酬額が設定されている。ただし、入院初期により多くの医療資源の投入が行われる、在院日数を適正化するインセンティブにな

第2章 DPCとは何か

らない、といった理由により図2-5のような3段階の逓減制が採用されている。

図2-5の入院期間Ⅰというのは各DPCの25パーセンタイル値に相当する在院日数、入院期間Ⅱというのは当該DPCにおける平均在院日数、特定入院期間というのは平均在院日数＋2×標準偏差である。

逓減制の設定方法について説明しよう。基本となるのは入院期間Ⅱにおける平均点数である。これが図2-5の一番上の点線部分に相当する。入院期間Ⅰまではこの平均点数よりも15％高い点数が設定される。そうするとAという面積ができるが、このAの面積とBの面積が等しくなるように入院期間Ⅰから入院期間Ⅱまでの点数を設定する。次いで、入院期間Ⅱから特定入院期間まではさらに15％減額され、特定入院期間を超えると出来高に戻る仕組みになっている。

急性期入院においては、がんの化学療法のように入院初期に医療資源投入量が極端に増加する場合が少なくない。このような事例では図2-5のような逓減制では投入コストが回収しきれないという問題があった。そこで、化学療法等の分類においては図2-6のように入院期間Ⅰまでの実際の点数の平均を当該期間の1日あたり点数とする方式が採用されることとなった。

他方、入院期間を通じて医療資源投入量に大きな変化のない分類に関しては、図2-7のように入院期間Ⅱまでの平均点数より10％高い点数を入院期間Ⅰまでの点数とし、入院期間Ⅱ以降は10％低くするという方式が採用されることとなった。

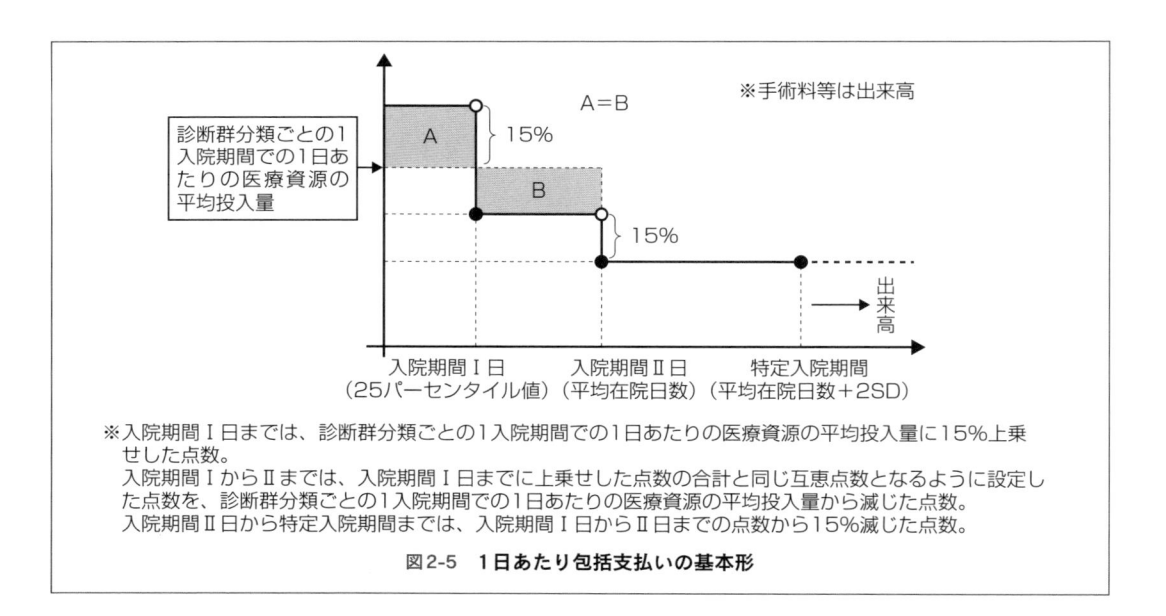

図2-5　1日あたり包括支払いの基本形

※入院期間Ⅰ日までは、診断群分類ごとの1入院期間での1日あたりの医療資源の平均投入量に15％上乗せした点数。
入院期間ⅠからⅡまでは、入院期間Ⅰ日までに上乗せした点数の合計と同じ互恵点数となるように設定した点数を、診断群分類ごとの1入院期間での1日あたりの医療資源の平均投入量から減じた点数。
入院期間Ⅱ日から特定入院期間までは、入院期間Ⅰ日からⅡ日までの点数から15％減じた点数。

DPCの構造 ①

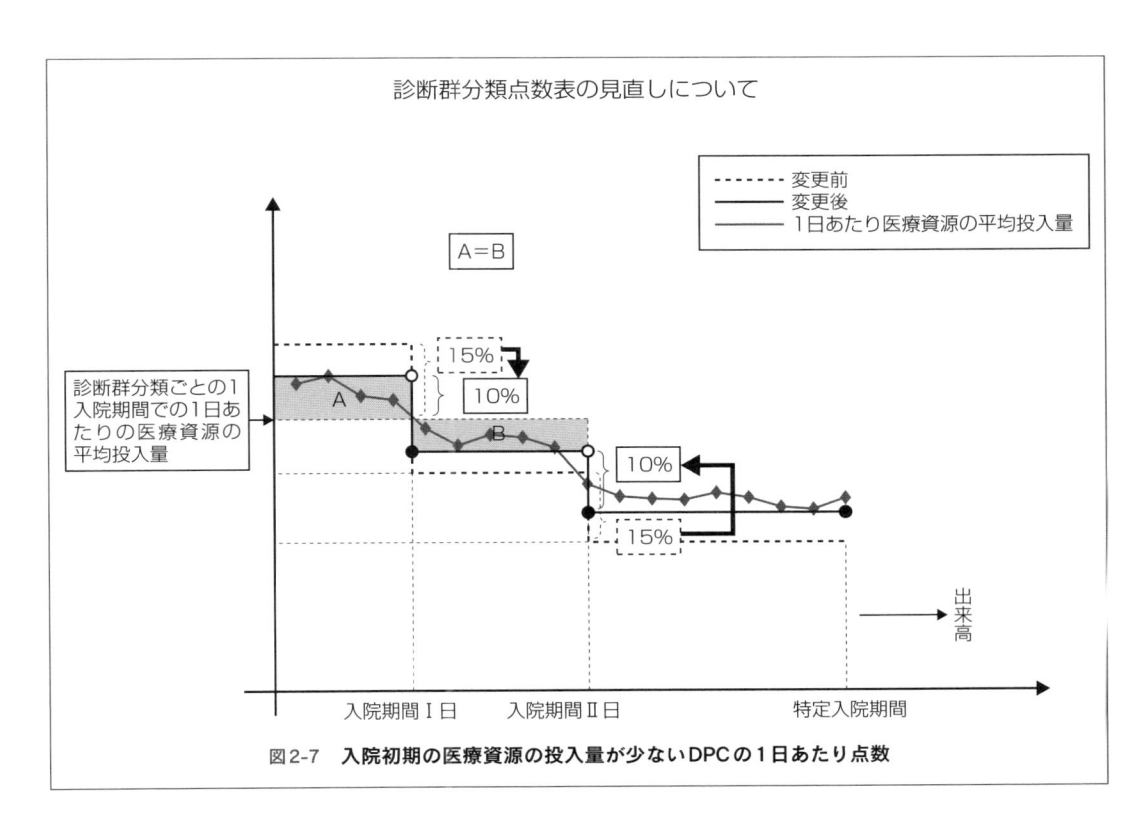

図2-6　入院初期の医療資源投入量が非常に多いDPCの1日あたり点数

※入院期間Ⅰ日までの点数は、対象となる診断群分類の入院期間Ⅰ日までの1日あたりの医療資源の平均投入量により設定。入院期間Ⅰ日からⅡ日及びⅡ日から特定入院期間までの点数は、入院期間Ⅰ日までの点数を基に、現行と同様に設定

凡例：
- 変更前（破線）
- 変更後（実線）
- 1日あたり医療資源の平均投入量

- 診断群分類ごとの1入院期間での1日あたりの医療資源の平均投入量
- Y：入院期間Ⅰ日までの1日あたりの医療資源の平均投入量
- X：診断群分類ごとの1入院期間での1日あたり医療資源の平均投入量に15%加算
- A＝B

横軸：入院期間Ⅰ日　入院期間Ⅱ日　特定入院期間　→出来高

診断群分類点数表の見直しについて

図2-7　入院初期の医療資源の投入量が少ないDPCの1日あたり点数

凡例：
- 変更前（破線）
- 変更後（実線）
- 1日あたり医療資源の平均投入量

- 診断群分類ごとの1入院期間での1日あたりの医療資源の平均投入量
- A＝B
- 15%／10%
- 10%／15%

横軸：入院期間Ⅰ日　入院期間Ⅱ日　特定入院期間　→出来高

7　1日あたり包括支払いと1入院あたり包括支払いの比較

　DPCに基づく包括支払い方式では、1日あたり支払い方式と1入院あたり支払い方式の二者選択的に議論されることがある。しかしながら、このような議論はあまり意味がないと筆者は考える。

　図2-8は1入院包括支払い方式における一般的な支払額の設定方法である。この場合、定額であるのは一定期間のみで、それより短い入院期間の場合は1日あたり定額の積み上げ、長い場合は定額＋追加日数に比例した積み上げとなっている。包括期間より短い入院をLower Outlier、長い入院をHigher Outlier、それぞれの基準期間をLower Trim Point（LTP）、Higher Trim Point（HTP）と呼ぶ。これらはDRGに基づく1入院あたり包括支払い方式を採用している国の制度の説明で頻出する用語であるので注意されたい。

　ここで現行の逓減制を伴う1日あたり包括支払い方式を考えてみよう。縦軸を積み上げ額、横軸を日数とすると図2-9の左上のようになる。ここで入院期間ⅠからⅡまでの間を0点に設定すると右上のようになり1入院あたり包括支払い方式となる。実際、2008（平成20）年度改定では鼠径ヘルニアでこのような方式が部分的に採用されている。

　すべてを1入院あたり包括支払い方式で評価することは無理がある。DRGに基づく1入院あたり包括支払い方式の説明力を表す決定係数R^2（DRGでコスト及び在院日数のばらつきをどのくらい説明できるかを示す指標）はたかだか50％であることに留意すべきである。

　傷病に応じて柔軟な支払い方式を設定できるのがDPCの特徴であることを強調しておきたい。

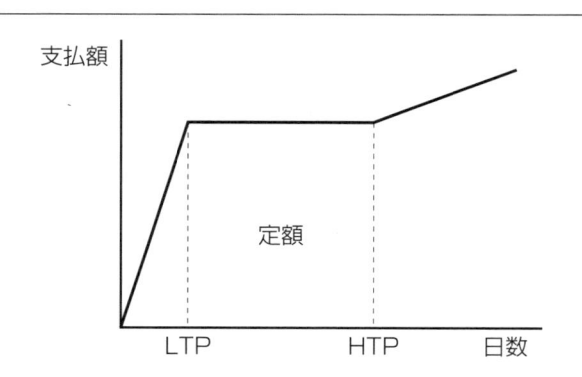

LOL: Lower Outlier　これより短い在院日数の場合、日数に応じた減額払いとなる。
HOL: Higher Outlier　これより長い在院日数の場合、定額分＋日数に応じた支払い額が追加される
定額で支払われるのはあくまでLOLとHOLの間の在院日数の患者のみ（これをInlierという）

図2-8　1件あたり包括払い方式とは

図2-9　1件あたり包括と1日あたり包括との比較

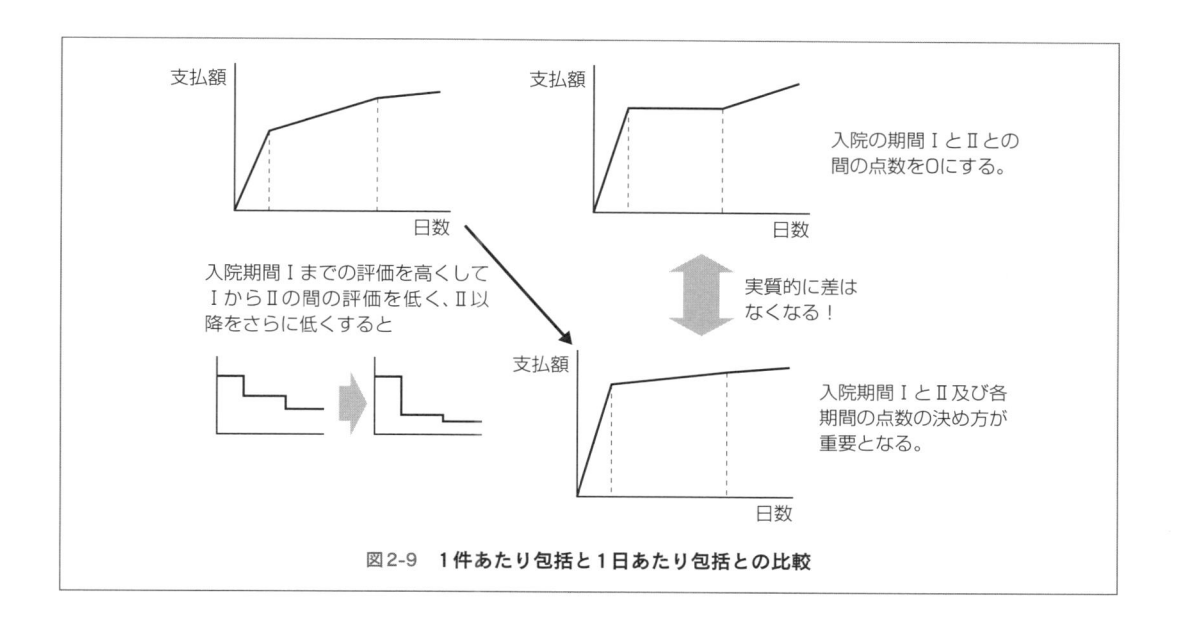

8　DPCレセプト

　DPCの場合も、その他の診療報酬と同様に毎月保険請求を行う。包括評価の対象であるかどうかは月末の請求時に決定し、図2-10に示したDPCレセプトによって請求を行う。請求に関しては、（1）入院から退院までDPCの変更がない場合、（2）入院途中でDPCの変更があった場合、（3）特定入院期間を超える場合、（4）月途中で包括対象外となった場合、（5）月途中で包括評価の対象となった場合の5パターンがある。

（1）入院から退院までDPCの変更がない場合

　それぞれの月で当該DPCによって請求を行う。ただし、請求額は各月で第1日目からリセットされるのではなく、最初からの日数に対応してそれぞれの月の請求額を計算する。

（2）入院途中でDPCの変更があった場合

　例えば、2か月目の途中でDPC AからDPC Bに分類が変更された場合、最初の月はDPC Aで請求が行われ、第2月は1月目の最初からDPC Bで入院していた場合の第2月の額と、第1月におけるDPC AとDPC Bの請求額の差額の調整分を請求する。

（3）特定入院期間を超える場合

　月途中でも特定入院期間を超えると、その日以降は出来高での請求となる。

(4) 月途中で包括対象外となった場合

入院当初DPCによる包括評価の対象だった患者が、診断群分類の変更等で包括評価の対象外となった場合、対象外となった日から出来高での算定となる。

(5) 月途中で包括評価の対象となった場合

包括対象外だった患者が包括対象となった場合、対象であると判断された日からDPC点数表で算定される。

なお、DPCに基づく支払いに関しては、分類の妥当性を評価できる内容のレセプト仕様の必要性について中医協（中央社会保険医療協議会）で議論され、2008（平成20）年度から診療内容の詳細を記述したCD（コーディングデータ）ファイルを新たに提出しなければならなくなった。

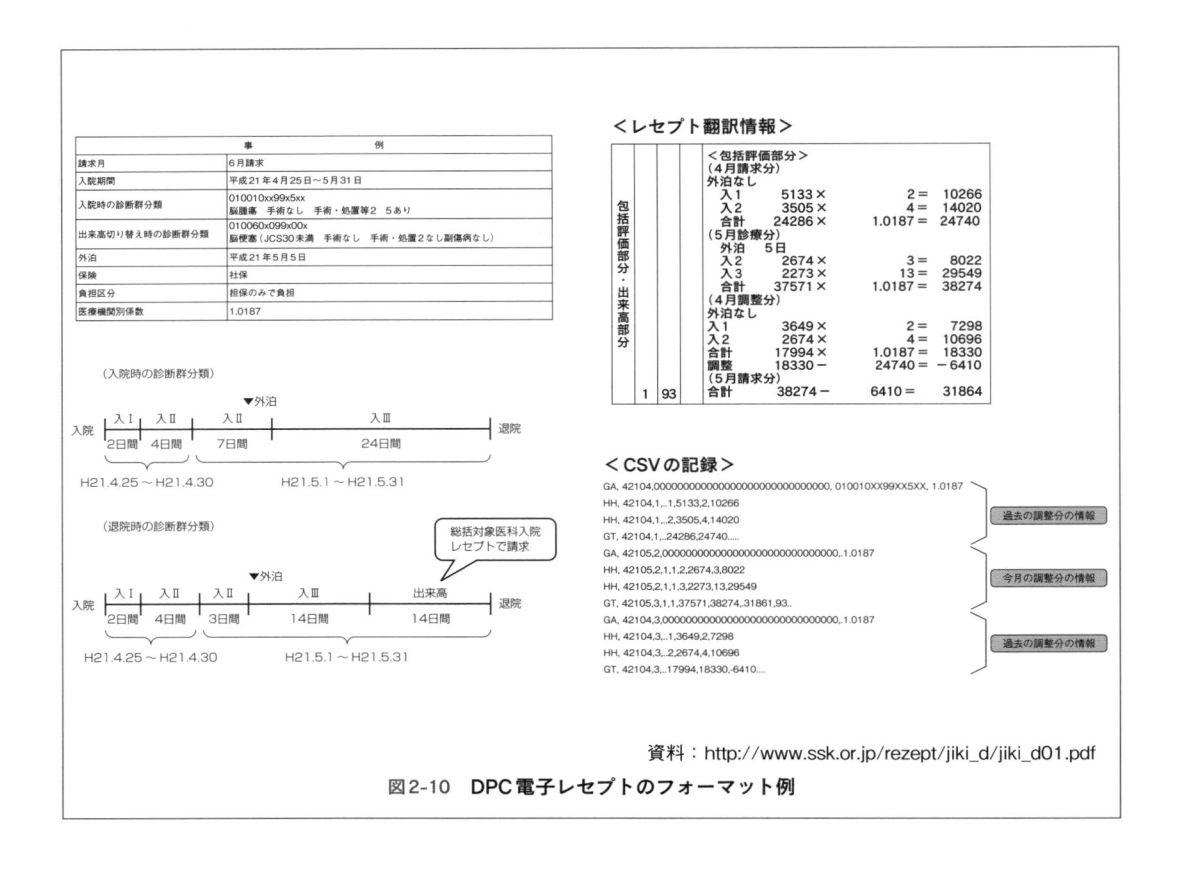

図2-10　DPC電子レセプトのフォーマット例

2 DPC関連データ

1 様式1

　様式1は診療録情報であり、医療機関情報（施設コード、開設主体、病床規模）、患者基本情報（年齢、性別）、入退院情報（入退院日、入退院経路、予定・緊急入院、救急搬送、退院時転帰）、診断情報（診断名、入院時併存症、入院後合併症）、手術情報（手術日、術式、麻酔法）が必須項目として入力されている。項目によって入力が必須ではないものもあるが、がんのステージ（TNM分類）、化学療法・放射線療法の有無、入院時・退院時Japan Coma Scale、心不全NYHA分類、狭心症CCS分類、急性心筋梗塞Killip分類、妊娠の有無、入院時の妊娠週数、出生時体重、出生時週数、喫煙指数等の臨床情報も収集されている。

　表2-2は2010（平成22）年度の様式1の内容を示したものである。患者の住所地に対応する郵便番号の追加やTNM分類の必須化等の変更が行われている。これらの変更はDPC分類の精緻化に加えて、2010年度から導入された病院機能係数Ⅱの精緻化及び追加項目の設定のために行われているものである。特に後述の地域医療指数については医療機能の分化と施設間連携促進のインセンティブとして重要であり、その精緻化が今後行われていくことになる。

2 E/Fファイル

　Eファイルは診療行為ごとの請求額の小計を記録するファイルであり、患者別、一連の行為の順序別の点数が日別に手技料、薬剤費、材料費の区分で記録されている。これらの合計は出来高請求時の点数に一致する（表2-3）。Eファイルは患者ごと、診療区分（データ区分）ごとに、その月内の順序番号として実施日の順で連番が振られている。この診療区分と連番がFファイルと連結する際のキーとなる。

　Fファイルは診療行為の詳細を記録したファイルで、医事コードごとに1レコードになっている（表2-4）。各行為における一連のデータは同じ順序番号を持っており、「一連の行為」として認識できる。FファイルにあってEファイルにない情報は数量とその単位である。Fファイルの情報は1回あたりの情報なので、分析の際にはEファイルに記録

されている回数情報を用いて計算を行うが、必ずしもEファイルの点数で計算した結果と一致しない場合がある。Fファイルの情報が「まるめ」(包括診療)前のものだからである。分析の際にはこの違いに留意しなければならない。

EファイルとFファイルを分析することによって、使用した薬剤・特定保険医療材料、実施した検査・処置を日別に把握できるので、患者別に診療行為の詳細を日計で分析することが可能となる。図2-11にEファイル、Fファイルの関係を示した。

表2-2 DPC調査・様式1(抜粋)

平成21年度様式1

	大項目		小項目	内容(入力様式等)	入力条件
1	病院属性等	(1)	施設コード	都道府県番号(2桁)+医療機関コード(7桁) 例 011234567	必須
		(2)	診療科コード	『医療資源を最も投入した傷病名』を診療した科のコードを記入	必須
		(3)	統括診療情報番号	1入院サマリは0。転棟の度に1、2、3とする。同一疾患での3日以内の再入院はAとする。	必須
2	データ属性等	(1)	データ識別番号	0~9からなる10桁の数字 例 0123456789	必須
		(2)	性別	1.男 2.女	必須
		(3)	生年月日	0~9からなる8桁の数字 YYYYMMDD 例 1970年5月1日―19700501	必須
3	入退院情報	(1)	入院中の主な診療目的	1.診断・検査のみ 2.教育入院 3.計画された短期入院の繰り返し(化学療法、放射線療法、抜釘) 4.その他の加療	必須
		(2)	治験実施の有無	0.無 1.有	必須
		(3)	入院年月日	0~9からなる8桁の数字 YYYYMMDD 例 2009年7月1日―20090701	必須
		(4)	通院年月日	0~9からなる8桁の数字 YYYYMMDD 例 2009年7月1日―20090701 入院中の場合は00000000	必須
		(5)	転科の有無	0.無 1.有	必須
		(6)	入院経路	1.院内出生 2.一般入院 3.その他病棟からの転棟	必須
		(7)	他院よりの紹介の有無	0.無 1.有	3.(6)入院経路が2.一般入院の場合のみ必須
		(8)	自院の外来からの入院	0.無 1.有	3.(6)入院経路が2.一般入院の場合のみ必須
		(9)	予定・緊急入院区分	1.予定入院 2.緊急入院	3.(6)入院経路が2.一般入院の場合のみ必須
		(10)	救急車による搬送の有無	0.無 1.有	3.(6)入院経路が2.一般入院の場合のみ必須
		(11)	退院先	1.外来(自院) 2.外来(他院) 4.転院 5.終了 6.その他病棟への転棟 7.その他	必須
		(12)	退院時転帰	入力要領を参照	必須
		(13)	24時間以内の死亡の有無	0.入院後24時間以内の死亡無し 1.入院後24時間以内の死亡有り 2.救急患者として搬送され、入院前に処置室、手術室等で死亡有り	必須
		(14)	前回退院年月日	0~9からなる8桁の数字 YYYYMMDD 例 2009年6月1日―20090601	必須ではない
		(15)	前回同一疾病で自院入院の有無	0~9からなる8桁の数字 YYYYMMDD 例 2009年6月1日―20090601	必須ではない
		(16)	調査対象となる一般病棟への入院の有無	入力要領を参照	必須
		(17)	調査対象となる精神病棟への入院の有無	入力要領を参照	必須
		(18)	その他の病棟への入院の有無	入力要領を参照	必須
		(19)	様式1開始日	0~9からなる8桁の数字 YYYYMMDD 例 2009年6月1日―20090601	必須
		(20)	様式1終了日	0~9からなる8桁の数字 YYYYMMDD 例 2009年6月1日―20090601	必須
4	診断情報	(1)	主傷病名	退院時サマリの主傷病欄に記入された傷病名	必須
		(2)	ICD10コード	4(1)主傷病名に対するICD10	必須
		(3)	入院の契機となった傷病名	入院の契機となった傷病名	必須
		(4)	ICD10コード	4(3)入院の契機となった傷病名に対するICD10	必須
		(5)	医療資源を最も投入した傷病名	医療資源を最も投入した傷病名でレセプトと請求された手術等の診療行為と一致する傷病名	必須
		(6)	ICD10コード	4(5)医療資源を最も投入した傷病名に対するICD10	必須
		(7)	医療資源を2番目に投入した傷病名	医療資源を2番目に投入した傷病名	ある場合は必須
		(8)	ICD10コード	4(7)医療資源を2番目に投入した傷病名に対するICD10	ある場合は必須
		(9)	入院時合併症名1	入院時点で既に存在していた傷病名	ある場合は必須
		(10)	ICD10コード	4(9)入院時合併症1に対するICD10	ある場合は必須
		(11)	入院時合併症名2	入院時点で既に存在していた傷病名	ある場合は必須
		(12)	ICD10コード	4(11)入院時合併症2に対するICD10	ある場合は必須
		(13)	入院時合併症名3	入院時点で既に存在していた傷病名	ある場合は必須
		(14)	ICD10コード	4(13)入院時合併症3に対するICD10	ある場合は必須
		(15)	入院時合併症名4	入院時点で既に存在していた傷病名	ある場合は必須

表2-3　Eファイルの構造

Eファイル〈診療明細情報〉

DE番号	必須項目	データエレメント Data Element (DE)	桁数	累積桁数	前ゼロの必須	説明
E-1	○	施設コード	9	9	必須	都道府県番号＋医療機関コード　間には区切りを入れない。
E-2	○	データ識別番号	10	19	必須	複数回入退院しても共通の番号。様式1と一致する。
E-3	○	退院年月日（西暦）	8	27		（共通）yyyymmdd 1996年1月1日の場合、19960101
E-4	○	入院年月日（西暦）	8	35		外来症例や未確定時は00000000とする
E-5	○	データ区分	2	37	必須	レセプト電算処理システムの診療識別に準ずる（※）。
E-6	○	順序番号	4	41	必須	データ区分別に、診療行為明細を1からの連続した番号で付与する。
E-7	○	病院点数マスタコード	12	53		12桁ない場合は、左詰め。
E-8	○	レセプト電算処理システム用コード	9	62		レセプト電算処理システム用コード無い場合、材料777770000とする。
E-9	▲	解釈番号（基本）	8	70		診療報酬点数上の解釈番号K600等
E-10	○	診療行為名称	254	324		診療行為の名称（最大漢字127文字）。満たない場合は、左詰め。
E-11	○	行為点数	8	332	必須	診療行為（剤単位）での点数計。手数料＋E12行為薬剤料＋E13行為材料料
E-12	○	行為薬剤料	8	340	必須	診療行為内の薬剤点数計（再掲）。薬剤料のみ。
E-13	○	行為材料料	8	348	必須	診療行為内の材料点数計（再掲）。材料料のみ。材料点数の分離が不可能な場合は、薬剤点数計に集計する。
E-14	○	円・点区分	1	349		1：円単位　0：点単位
E-15	○	行為回数	3	352	必須	診療行為の実施回数（同日の同一行為は1とカウント）
E-16	○	保険者番号	8	360		コードが4桁あるいは6桁の場合は、前に各々4桁、2桁のスペースを挿入。
E-17	△	レセプト種別コード	4	364		レセプト種別コード（医科）。1111〜1999
E-18	○	実施年月日	8	372		yyymmdd（西暦年4桁）1996年1月1日の場合、19960101
E-19	○	レセプト科区分	2	374	必須	レセプト電算処理システムの診療科区分を入力。
E-20	○	診療科区分	3	377	必須	医師の所属する診療科。厚生労働省様式1のコードを使用。
E-21	△	医師コード	10	387		病院独自コード。左詰め。
E-22	△	病棟コード	10	397		病院独自コード。但し、一般、一般以外の区別が可能なこと。左詰め。
E-23	○	病棟区分	1	398		1：一般以外　0：一般　2：入院中の外来診療
E-24	○	入外区分	1	399		1：外来　0：入院
E-25	○	施設タイプ	3	402		データ挿入不用。タブでフィールドのみ作成。

注1）薬剤だけとれる検査の時は、E-8に薬剤のコードを入れ、E-11とE-12が同じ点数となる
注2）加算点数はコメント情報扱い（独立レコードとして分離できない場合）
注3）外泊の場合、1日あたり1レコードとし、E-8にレセプト電算処理システムの外泊コードを入れ、E-11の点数は外泊率加算後の点数
（※）11, 13, 14, 21, 22, 23, 24, 26, 27, 31, 32, 33, 40, 50, 54, 60, 70, 80, 90, 92, 97のいずれかが入る

表2-4 Fファイルの構造

Fファイル＜行為明細情報＞

DE番号	必須項目	データエレメント Data Element (DE)	桁数	累積桁数	前ゼロの必須	説明
F-1	○	施設コード	9	9	必須	都道府県番号＋医療機関コード　間には区切りを入れない。
F-2	○	データ識別番号	10	19	必須	複数回入退院しても共通の番号。様式1と一致する。
F-3	○	退院年月日（西暦）	8	27		（共通）yyyymmdd 1996年1月1日の場合、19960101 外来症例や未確定時は00000000とする
F-4	○	入院年月日（西暦）	8	35		
F-5	○	データ区分	2	37	必須	レセプト電算処理システムの診療識別に準ずる（※）
F-6	○	順序番号	4	41	必須	データ区分別に、診療行為明細を1からの連続した番号で付与する。
F-7	○	行為明細番号	3	44	必須	診療明細情報の順序番号に対応する行為明細を、1から付番する。001～999
F-3	○	病院点数マスタコード	12	56		12桁ない場合は、左詰め。
F-9	○	レセプト電算処理システム用コード	9	65		Fファイルにはコメントデータを残す（コード810000000使用）。Eには不用。
F-10	▲	解釈番号（基本）	8	73		診療報酬点数上の解釈番号K600等
F-11	○	診療明細名称	254	327		診療明細の名称（最大漢字127文字）。満たない場合は、左詰め。
F-12	○	使用量	11	338	必須	小数点以上7桁、小数点以下に3桁にて設定（小数点は『.』にて設定する）。0.002mlの場合、0000000.002。行為コードでレセプト電気処理システム用コードの単位が設定されていない場合は0000000.000を設定。
F-13	○	基準単位	3	341		診療行為も含めてレセプト電算処理システム用特定器材コードを使用。無い場合は'000'。
F-14	○	行為明細点数	8	349	必須	行為の点数計
F-15	○	行為明細薬剤料	12	361	必須	行為の薬剤料（薬価×使用量）。
F-116	○	行為明細材料料	12	373	必須	行為の材料料（購入価または公示価×数量）。材料点数の分離が不可能な場合は、薬剤点数計に集計する。
F-17	○	円・点区分	1	374		1：円単位　0：点単位
F-18	○	出来高実績点数	8	382	必須	出来高算定として請求すべき点数。
F-19	○	出来高・包括フラグ	1	383	必須	診療行為はレセ電算マスタのDPC適用区分をセットする。退院時処方は1をセットする。

注1）　点数のないものは、円表示とする
注2）　行為明細情報の点数は、丸め処理をする前のもの
注3）　外泊の場合、1日あたり1レコードとし、F-9にレセ電算の外泊コードを入れ、F-14の点数はE-11と同一
注4）　F-14、F-15、F-16にはいずれか一つに点数が入る。
（※）11、13、14、、21、22、23、24、26、27、31、32、33、40、50、54、60、70、80、90、92、97のいずれかが入る

DPC関連データ ❷

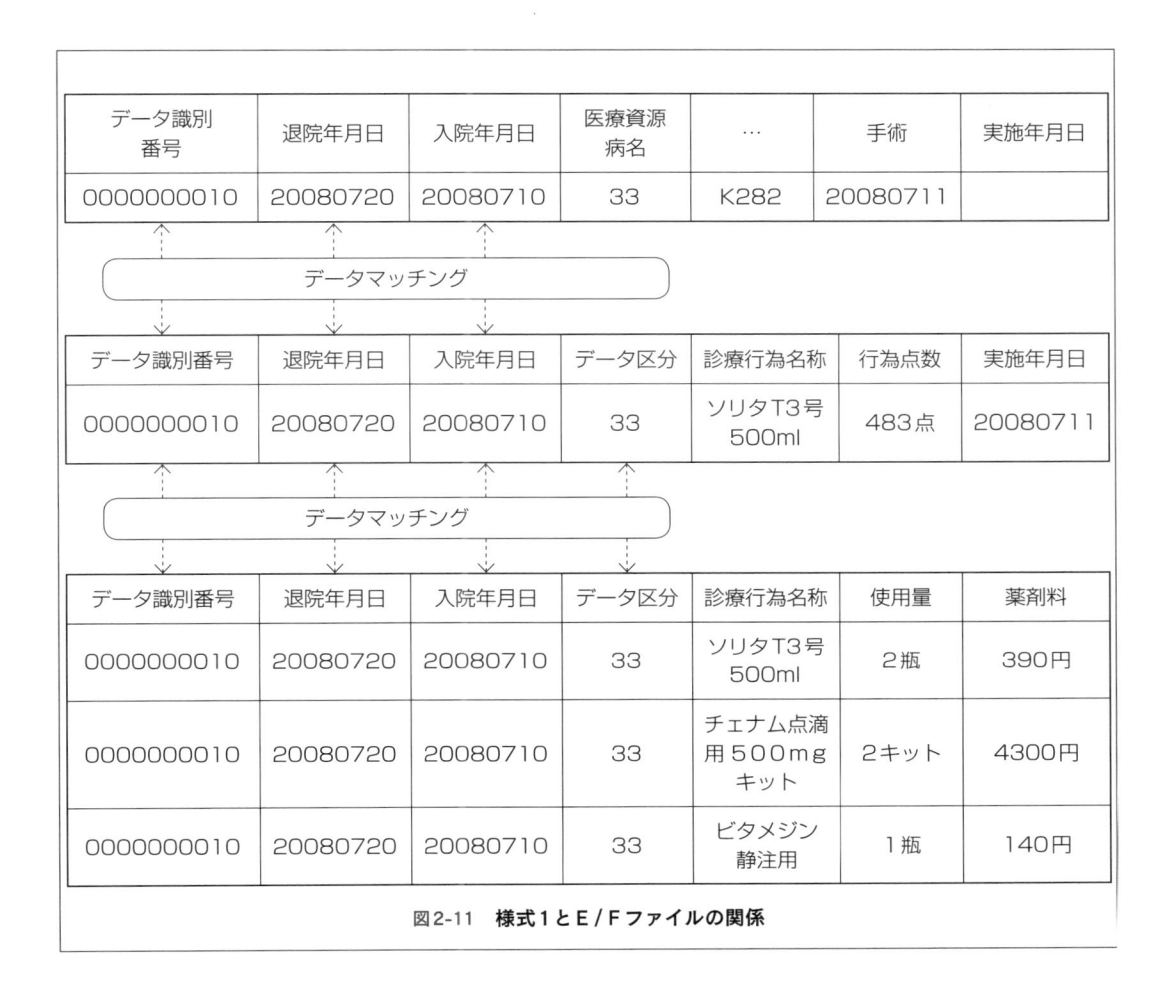

データ識別番号	退院年月日	入院年月日	医療資源病名	…	手術	実施年月日
0000000010	20080720	20080710	33	K282	20080711	

↕ データマッチング ↕

データ識別番号	退院年月日	入院年月日	データ区分	診療行為名称	行為点数	実施年月日
0000000010	20080720	20080710	33	ソリタT3号500ml	483点	20080711

↕ データマッチング ↕

データ識別番号	退院年月日	入院年月日	データ区分	診療行為名称	使用量	薬剤料
0000000010	20080720	20080710	33	ソリタT3号500ml	2瓶	390円
0000000010	20080720	20080710	33	チエナム点滴用500mgキット	2キット	4300円
0000000010	20080720	20080710	33	ビタメジン静注用	1瓶	140円

図2-11　様式1とE/Fファイルの関係

3　DPCデータで何が分かるか

　DPCデータとは「分析可能な全国統一形式の患者臨床情報＋診療行為の電子データセット」である（図2-12）。DPC調査では、様式1という簡易退院患者サマリと各患者に行われた医療行為の詳細を記録したE/Fファイルが共通のフォーマットで収集されている。このデータを用いることで図2-13に示したように、収集したデータから各患者の受けた医療内容を、目的に応じて（図2-13の場合は画像診断）再現することが可能になったのである。しかも、DPCデータはフォーマットの標準化が行われているため、この分析手法そのものを共有化することができる。

　近年、DPCをベースとしたベンチマーキング事業が数多く行われているが、それはDPCが標準化されたデータセットであるからこそ可能なのである。比較を通して自施設の医療マネジメントにおける課題に気づき、それを改善することができるようになったのである。

第2章　DPCとは何か

　ただし、このようなベンチマーキングからより多くの成果を得るためには、ベンチマーキング事業で提供されている定型的な分析結果だけに満足するのではなく、自らDPCデータを分析する技術も必要である。なぜならば、これからの病院経営においては「すでに生じている問題」だけでなく、意識的に作り出される「探索型の問題」や将来予想される環境変化から考えられる「設定型の問題」への対応も求められるからである。そのためには自らデータ分析を行う力が必要となる。

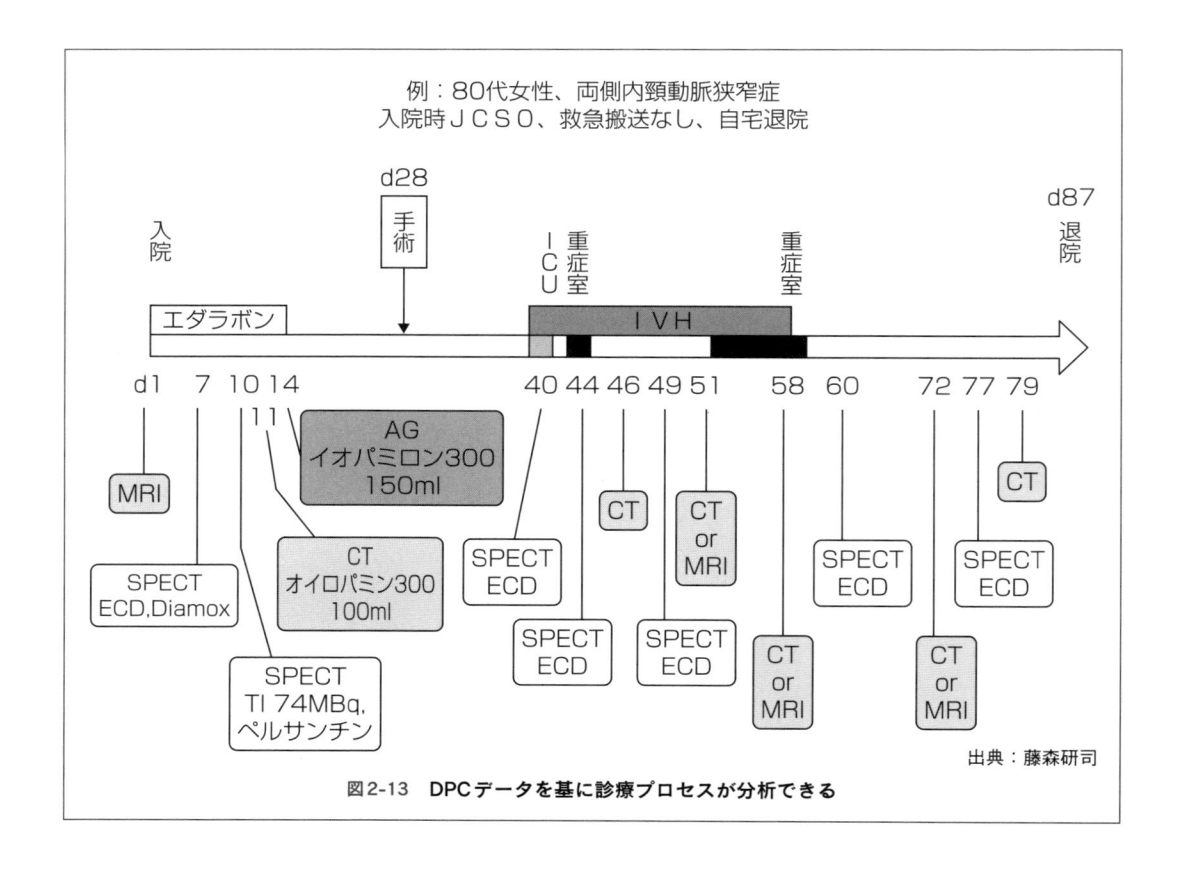

・分析可能な全国統一形式の患者臨床情報
　＋診療行為の電子データセット
・患者臨床情報
　－患者基本情報
　－病名、術式、各種のスコア・ステージ分類
・診療行為情報
　－診療行為、医薬品、医療材料
　－実施日、回数・数量
　－診療科、病棟、保険種別

1入院中のプロセス（いつ、何をどれだけ行ったのか）がわかる

図2-12　DPCデータとは何か

例：80代女性、両側内頸動脈狭窄症
入院時JCS0、救急搬送なし、自宅退院

図2-13　DPCデータを基に診療プロセスが分析できる

出典：藤森研司

3 病院機能係数（指数）

1　機能係数の設定

(1) 病院評価の考え方

　図2-14はDPC制度下における病院評価の視点を示したものである。調整係数算出の基礎となる医療資源投入量の施設間のばらつきは、変動費的な部分と固定費的な部分に区分することができる。変動費的な部分は各DPC内のばらつきに対応するものである。その原因としては各DPCの包括点数の基礎となる個々の診療行為の報酬の均一性、包括の範囲、DPC分類の妥当性の3つが考えられる。これらは、分類も含めた診療報酬の見直しで対応すべき項目である。

　他方、固定費的な部分は施設固有のものであり、一部の患者が負担するものは加算で、その施設を利用するすべての患者が使うもの、地域として必要な機能の整備と提供に関するものは機能係数で対応させるのが妥当である。今回のDPCの見直しはこの方針に沿って行われている。

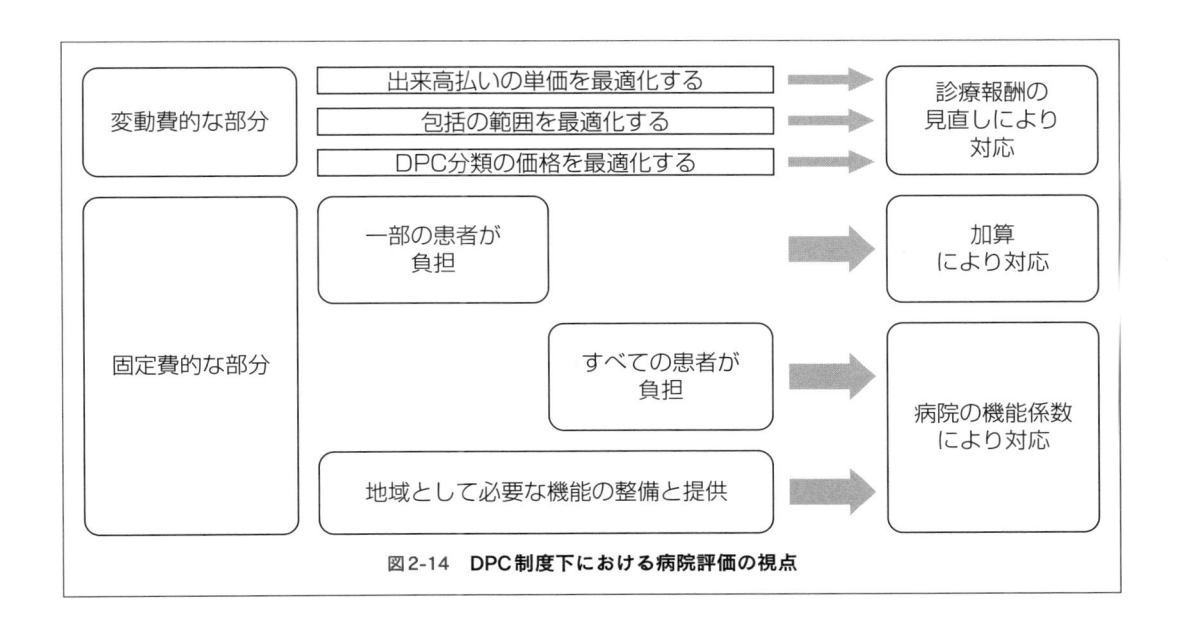

図2-14　DPC制度下における病院評価の視点

(2) 機能係数の考え方

　DPCによる評価対象の施設は急性期病院である。したがって、DPCにおける機能係数は急性期病院としての特徴を評価するものでなければならない。図2-15は厚生労働省の提示している機能係数の考え方で、機能係数は急性期の医療を質の面、つまり当該施設が地域において果たしている役割や貢献を評価するというものである。現在までのところ、急性期の医療の質をどのように評価するかに関する網羅的な体系はなく、重要なものであり、かつ国民視点で分かりやすいものから順次導入されている。具体的には地域医療計画に記載されている事項が評価の対象となる。

　ところで、DPC制度は各施設から提出されるデータが正しいという前提に基づいて運営されている。したがって、正しいデータを作成する力・体制も評価の対象となる。

---

1. DPC対象病院は「急性期入院医療」を担う医療機関である。新たな「機能評価係数」を検討する際には、「急性期」を反映する係数を前提とするべきではないか。
2. DPC導入により医療の透明化・効率化・質の向上等、患者の利点（医療全体の質の向上）が期待できる係数を検討すべきでないか。
3. DPC対象病院として社会的に求められている機能・役割を重視するべきではないか。
4. 地域医療への貢献という視点も検討する必要性があるのではないか。
（以下省略）

資料：2008（平成20）年12月17日DPC評価分科会

図2-15　新たな「機能評価係数」に関する基本的考え方（抜粋）

---

(3) 機能係数検討の経緯

　機能係数として何を考えるべきかは、DPC評価分科会の過去2年間における最も重要な検討事項であった。DPCの原則はデータに基づく議論である。そこで、著者らの研究班もこの課題に取り組むための研究を行うこととなった。図2-16はその分析過程を図示したものである。

　研究では各施設の設備、人員、算定している管理料等の情報を収集し、さらに診断群分類に基づく病院の評価指標である複雑性指数、効率性指数、Case Mix Index（CMI）等のデータも合わせて、各病院の特徴を多次元分析によって抽出することを試みた。なお、CMIとはΣ（各DPCの相対的な重み（日数あるいはコスト）×当該DPC退院患者数）÷総患者数で計算される係数で、当該病院が平均的にどのくらい医療資源を必要とする患者を診察しているかを示すものである。

　その結果、図2-17のような9つの評価軸が抽出され、これらの因子と調整係数との関係についても分析を行っている。必ずしもこうした分析結果のすべてが2010（平成22）

年度に導入された機能評価係数Ⅱにそのまま採用されているわけではないが、設定の基礎にはこのような検討がなされている。

　以上のような急性期病院が担っている役割の分析をもとに、機能係数を設定することは重要である。なぜならば、機能係数の設定は各病院がそれぞれの地域でどのような役割を担っているかという位置づけと表裏一体であり、各施設は機能係数に対応した機能を地域住民に対して提供していくことが求められるからである。

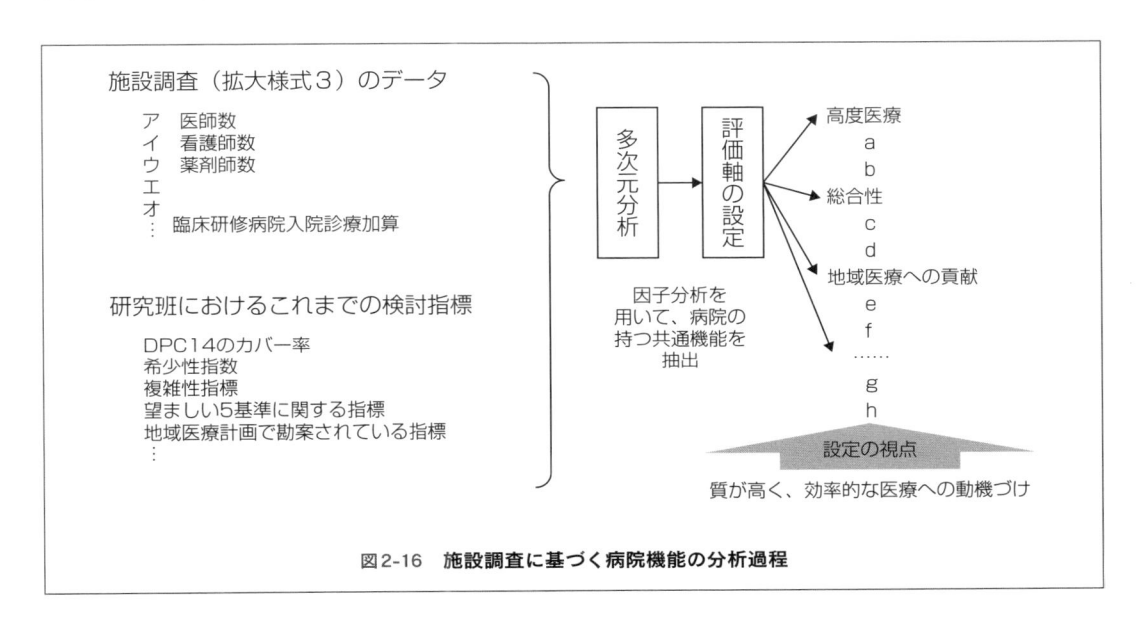

施設調査（拡大様式3）のデータ
　ア　医師数
　イ　看護師数
　ウ　薬剤師数
　エ
　オ
　：
　　臨床研修病院入院診療加算

研究班におけるこれまでの検討指標
　DPC14のカバー率
　希少性指数
　複雑性指標
　望ましい5基準に関する指標
　地域医療計画で勘案されている指標
　：

多次元分析 → 評価軸の設定
因子分析を用いて、病院の持つ共通機能を抽出

→ 高度医療　a b
→ 総合性　c d
→ 地域医療への貢献　e f ……
→ g h

設定の視点
質が高く、効率的な医療への動機づけ

図2-16　施設調査に基づく病院機能の分析過程

因子1：総合性
因子2：専門性（がん診療）
因子3：専門性（複雑性）
因子4：専門性（脳血管障害）
因子5：都市部の病院
因子6：効率性
因子7：地域連携
因子8：専門性（循環器疾患）
因子9：療養病床

図2-17　抽出された病院機能の評価軸

2　病院機能係数Ⅰ

（1）2008（平成20）年度までに設定された係数

　表2-5は2008（平成20）年度までに設定された機能係数の一覧である。これらの係数

は図2-16で示した検討の結果設定されたものではなく、出来高評価方式との整合性を図るために、従来管理料や加算として設定されていたものを係数化したものである。看護配置基準に対応する一般病棟入院基本料が大きな係数となっていることがポイントである。

筆者個人の見解ではあるが、仮に将来的に我が国の急性期病院が欧米先進国のように24時間365日稼働を原則として、平均在院日数14日程度で運営されるようになると、7：1看護では対応が難しくなると考えられる。おそらくこのような状況になると4：1看護が急性期病院の看護基準となるかもしれない。この過程では地域の医療ニーズを踏まえた上で、病床のダウンサイジングや機能転換が必要となる施設も出てくるであろう。自施設の地域における役割を明確に把握しておく必要がある。

表2-5 機能評価係数（I）の一覧

A100	一般病棟入院基本料
A200	総合入院体制加算
A204	地域医療支援病院入院診療加算
A204-2	臨床研修病院入院診療加算
A207	診療録管理体制加算
A207-2	医師事務作業補助体制加算
A207-3	急性期看護補助体制加算
A214	看護補助加算
A234	医療安全対策加算
A234	感染防止対策加算
D026の注3	検体検査管理加算（I）〜（Ⅳ）

（2）2010（平成22）年度改正で設定された係数

2010（平成22）年度改定では表2-5に示したように検体検査管理加算が病因機能係数Ⅰに追加された。これまでも検体検査管理加算は各病院の持つ機能を評価するものとして包括範囲から外すよう求められていたものである。その意味で今回の見直しは妥当なものであるといえる。ただし、これらの係数は実態がきちんとあることが前提である。単に係数をとるためだけに、検査部門に1日2時間程度医師を配置して検体検査管理加算をとるようなことが行われると、医療に対する信頼は失われてしまう。係数による評価はそれを裏づける実体のあることが前提である。

3 病院機能係数Ⅱ

　中医協（中央社会保険医療協議会）での議論を経て、従来の調整係数は段階的に病院機能係数に置き換えられることとなった。図２-18はそのイメージを示したものである。2010（平成22）年度から、従来の調整係数の25％に相当する部分がデータ提出指数、効率性指数、複雑性指数、カバー率指数、救急医療係数、地域医療指数の６項目の機能係数（指数）に置き換えられることとなった。これが病院機能係数Ⅱである。今回の係数はあくまで経過的なものであり、評価の視点は変わらないとしても、その定義及び計算方法は今後の検討によってさらに精緻化されることが予想される。ただし、重要なことはこれらの係数設定の基本となっている政策的意図である。なぜならば、これらの係数は我が国の医療提供体制において長年解決課題となっていた「医療施設の機能分化と連携」を促進するための重要なツールになるからである。

　新しい係数については大病院の評価に偏っているという批判もあるが、これは必ずしも正しくはない。確かにカバー率指数は大病院に有利であるかもしれないが、例えば効率性指数と複雑性指数に関しては脳血管障害やがんの専門病院で高くなるであろう。また、救急や地域医療指数に関しては、規模の大小よりは当該施設が地域医療の中でどのような役割を果たしているかという影響がより強く出てくるだろう。すなわち、各施設がそれぞれの特性に合う係数を得ることができるように今回の係数設定はなされているのである。

　表２-６は病院機能係数Ⅱの上位30施設を示したものである。救急医療指数の重みづけが大きいことから分かるように、救急機能を重視しているのが今回の係数設定の特徴である。

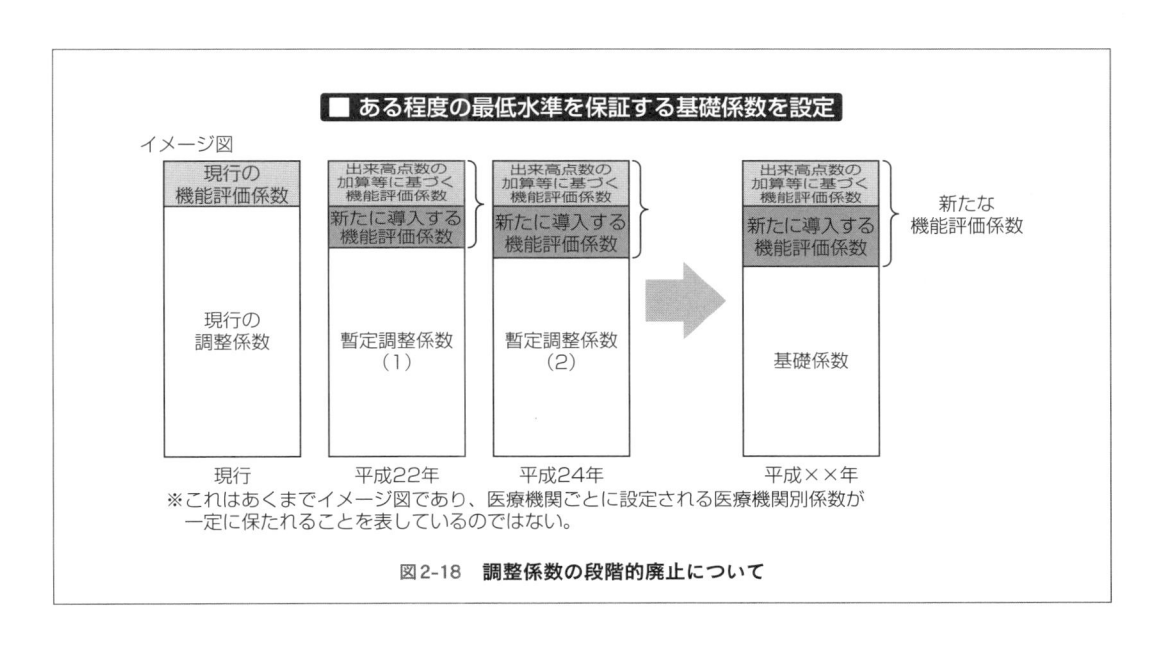

図２-18　調整係数の段階的廃止について

第2章 DPCとは何か

表2-6 機能評価係数Ⅱ上位30施設

順位	病院	調整係数	データ提出指数	効率性指数	複雑性指数	カバー率指数	救急医療指数	機能係数Ⅱ合計
1	熊本済生会熊本病院	1.1521	0.0037	0.0061	0.0063	0.0055	0.0124	0.0340
2	熊本独立行政法人国立病院機構熊本医療センター	1.0638	0.0037	0.0054	0.0063	0.0056	0.0116	0.0326
3	徳島徳島赤十字病院	1.1117	0.0037	0.0075	0.0035	0.0048	0.0122	0.0317
4	沖縄沖縄県立中部病院	1.0210	0.0037	0.0063	0.0037	0.0049	0.0124	0.0310
5	神奈川恩賜財団 済生会 横浜市東部病院	1.0492	0.0037	0.0075	0.0029	0.0051	0.0117	0.0309
6	神奈川医療法人 沖縄徳洲会 湘南鎌倉総合病院	1.1300	0.0037	0.0058	0.0030	0.0054	0.0124	0.0303
7	沖縄社会医療法人 仁愛会 浦添総合病院	1.1204	0.0037	0.0069	0.0042	0.0034	0.0120	0.0302
8	大阪医療法人徳洲会 岸和田徳洲会病院	1.0533	0.0037	0.0064	0.0042	0.0033	0.0124	0.0300
9	千葉医療法人社団健脳会 千葉脳神経外科病院	1.1277	0.0037	0.0075	0.0069	0.0004	0.0111	0.0296
10	長野社会医療法人財団慈泉会 相澤病院	1.0625	0.0037	0.0047	0.0043	0.0050	0.0115	0.0292
11	大阪医療法人錦秀会 阪和記念病院	1.0319	0.0037	0.0075	0.0050	0.0004	0.0124	0.0290
12	大阪社会医療法人 ペガサス 馬場記念病院	1.0999	0.0037	0.0045	0.0061	0.0022	0.0124	0.0289
13	北海道医療法人 徳洲会 札幌東徳洲会病院	1.1939	0.0037	0.0062	0.0031	0.0035	0.0124	0.0289
14	福岡福岡新水巻病院	1.0228	0.0037	0.0054	0.0047	0.0027	0.0124	0.0289
16	東京財団法人聖路加国際病院	1.1844	0.0037	0.0075	0.0029	0.0057	0.0091	0.0289
15	熊本熊本赤十字病院	1.0509	0.0037	0.0058	0.0042	0.0059	0.0093	0.0289
17	東京東京都立墨東病院	1.0395	0.0037	0.0045	0.0042	0.0059	0.0106	0.0289
18	千葉医療法人社団木下会 千葉西総合病院	1.1325	0.0037	0.0057	0.0028	0.0040	0.0100	0.0286
19	愛知名古屋第二赤十字病院	1.0774	0.0037	0.0055	0.0043	0.0064	0.0087	0.0286
20	東京武蔵野赤十字病院	1.0981	0.0037	0.0059	0.0039	0.0064	0.0086	0.0285
22	群馬前橋赤十字病院	1.1542	0.0037	0.0051	0.0036	0.0053	0.0107	0.0284
21	東京独立行政法人 国立病院機構 災害医療センター	1.0225	0.0037	0.0041	0.0045	0.0039	0.0122	0.0284
23	大阪松原徳洲会病院	1.0514	0.0037	0.0075	0.0036	0.0011	0.0124	0.0283
27	神奈川東海大学医学部付属病院	1.2391	0.0037	0.0055	0.0061	0.0064	0.0064	0.0281
24	福岡社会医療法人雪の聖母会 聖マリア病院	1.1241	0.0037	0.0024	0.0043	0.0064	0.0113	0.0281
25	愛知公立陶生病院	1.1234	0.0037	0.0057	0.0047	0.0052	0.0088	0.0281
26	兵庫神戸市立医療センター中央市民病院	1.0394	0.0037	0.0049	0.0053	0.0064	0.0078	0.0281
28	愛知半田市立半田病院	1.0457	0.0037	0.0053	0.0031	0.0048	0.0111	0.0280
29	神奈川医療法人五星会 菊名記念病院	1.2013	0.0037	0.0052	0.0047	0.0019	0.0124	0.0279
30	高知社会医療法人 近森会 近森病院	1.0761	0.0037	0.0030	0.0056	0.0032	0.0124	0.0279

(1) データ提出指数

　データ提出指数は、対象病院における詳細な診療データの作成・提出に要する体制と、そのデータを活用することによる医療全体の標準化や透明化等への貢献を評価するものである。具体的には「データ提出の遅滞」と「部位不明・詳細不明のコード使用割合」を評価する（表2-7）。

　「データ提出の遅滞」については、これに該当する施設は「翌々月に当該評価を50％・1ヶ月の間、減じる」とされている。DPCは各施設から提出されるデータを基に点数及び係数の設定が行われるため、データ提出の遅滞は制度運営上大きな問題となりうる。そのために、このようなペナルティが設定されることとなった。

　「部位不明・詳細不明のコード使用割合が40％以上」の施設については、2011（平成23）年4月より当該評価を5％・1年の間、減じることとなった。これは情報の精度管理をきちんと行っているかどうかを確認することが目的である。いわゆるICD10（国際疾病分類）における「.9」（詳細不明）の使用割合が評価対象となる。これについては「.9」を使わなければよいということで、代わりに「.8」（その他の○○○）が増えている施設もある。しかし、導入目的は情報の精度確保であり、「.9」が減ればよいというものではない。諸外国ではコーディングの精度管理のために、当局の情報から診断群分類を再コーディングし、それを実際の請求診断群分類と比較して、どのくらい不整合が生じるかで支払い減額等の措置を取る形式となっている。様式1とE/FファイルからDPCを決定するプログラムはすでに完成しており、それを用いることでコーディングの精度をより直接的に評価することができる。問われているのは「コーディングの正確性」である。DPCに基づく包括評価は、正確なコーディングが前提であり、収入管理の基本となる。各施設はデータの精度管理を保障する体制、具体的には診療情報管理士等によるチェック体制の整備が重要となる。

　なお、評価対象となる「.9」のリストについては、厚生労働省が2010（平成22）年度中に提示する予定となっている。

　図2-19は、胃の悪性腫瘍（060020）における都道府県別の「.9」の発生率を示している（2008〈平成20〉年度データ）が、都道府県によってばらつきのあることが分かる。この結果は都道府県単位でコーディングに関する研修会を行う等の取り組みが必要であることを示している。

表2-7 データ提出指数

名称	評価の考え方	評価方法
データ提出指数	対象病院における詳細な診療データの作成・提出に要する体制と、そのデータを活用することによる医療全体の標準化や透明化等への貢献を評価	〔指数〕①「データ提出の遅滞については、翌々月に当該評価を50％・1か月の間、減じる。②「部位不明・詳細不明のコード使用割合が40％以上」については、当該評価を5％・1年の間、減じる。 （2011〈平成23〉年4月より評価） ※非必須項目の入力状況による評価は行わない。

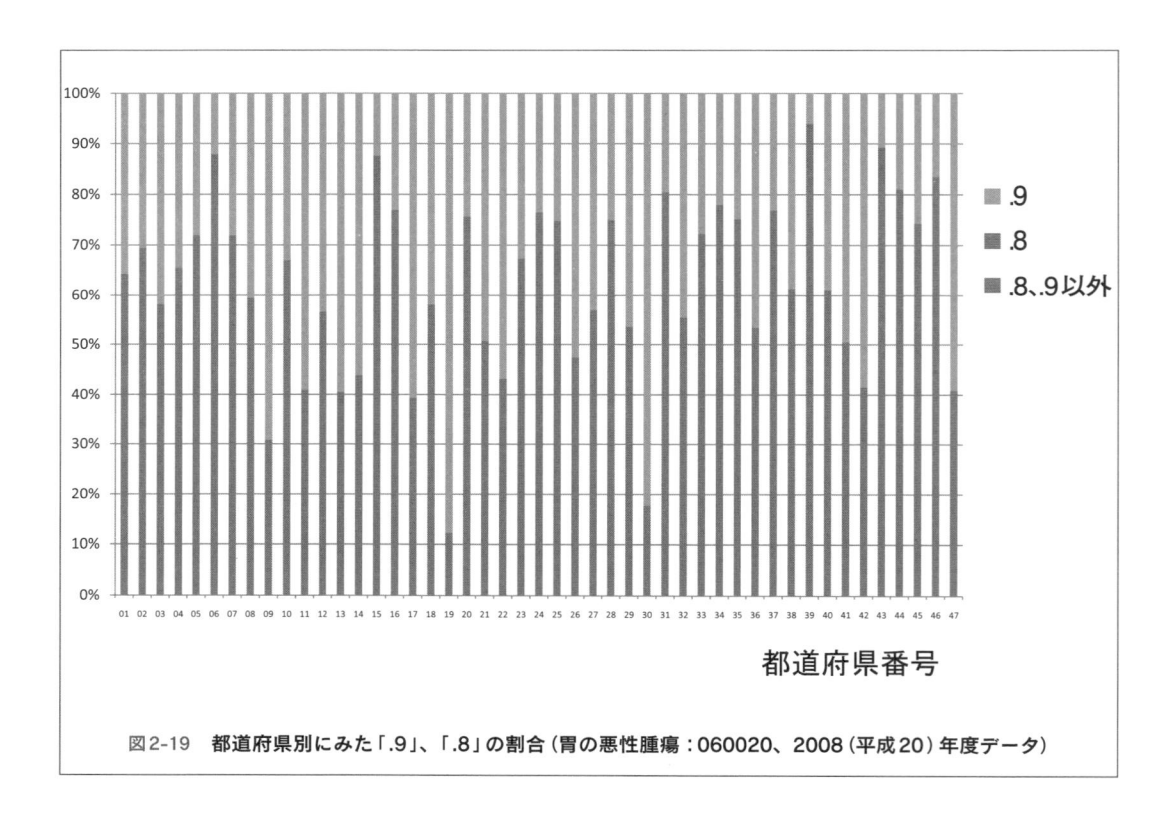

図2-19 都道府県別にみた「.9」、「.8」の割合（胃の悪性腫瘍：060020、2008（平成20）年度データ）

（2）効率性指数・複雑性指数・カバー率指数

どのようなDPC患者をどのように診察しているかという視点から、効率性指数・複雑性指数・カバー率指数の3つが設定されている（表2-8）。

効率性指数は同じDPCの患者をどのくらい効率的に（短期間に）診療しているかを評価するものである。国際的にみて長いと批判されている我が国の平均在院日数を改善するイ

ンセンティブになることが期待されている。他方、無理な在院日数の短縮化は粗診粗療につながる可能性も否定できないことから、医療の質を評価する指標の設定も将来的には不可欠である。

　複雑性指数は当該病院が医療資源をより必要とする（＝DPC診療報酬の高い）DPC患者をどのくらい診ているのかを評価するものである。例えば診療報酬の高いDPC患者には高額な薬剤を使用するものが多く含まれており、必ずしもそのコストが現行の報酬では評価されていない場合もあることから、この指数が設定されている。

　カバー率指数は当該病院がどれだけ多くの種類のDPC患者を診ているかを評価するものである。カバー率指数の高い病院は、病床あたりの医師数・看護師数、高額医療機器の保有台数や手術件数、救急患者受け入れ数、分娩数等が多く、総合的に医療を行っている施設であることがこれまでの分析から明らかとなっている。したがって、この指数は単に診療しているDPC分類の種類が多いことを評価しているのではなく、病院の総合性を評価している代替変数であると考えるのが妥当である。

表2-8　効率性指数・複雑性指数・カバー率指数

名称	評価の考え方	評価方法
効率性指数	平均在院日数の変動に伴う病棟業務量の増減について、患者の疾病構造の違いを補正した在院日数の相対値により評価	〔指数〕＝〔全DPC対象病院の平均在院日数〕／〔当該医療機関の患者構成が全DPC対象病院と同じと仮定した場合の平均在院日数〕 ※当該医療機関において、10症例（10か月）以上ある診断群分類のみを計算対象とする。 ※包括評価の対象となっている診断群分類のみを計算対象とする。
複雑性指数	対象病院における診療の複雑さについて、当該病院における1入院あたり包括点数の相対値により評価	〔指数〕＝〔当該医療機関の包括点数（1入院あたり）を診断群分類ごとに全病院の平均包括点数に置き換えた点数〕／〔全病院の平均1入院あたり包括点数〕 ※当該医療機関において、10症例（10か月）以上ある診断群分類のみを計算対象とする。 ※包括評価の対象となっている診断群分類のみを計算対象とする。
カバー率指数	様々な疾患に対応できる総合的な体制について、当該病院で算定している診断群分類の広がり（種類の多さ）により評価	〔指数〕＝ 〔当該医療機関で一定症例数以上算定している診断群分類数〕／〔全診断群分類数〕〔全診断群分類数〕 ※当該医療機関において、10症例（10か月）以上ある診断群分類のみを計算対象とする。 ※すべて（包括評価の対象・対象外の両方を含む）の診断群分類を計算対象とする。

(3) 救急医療係数

　救急医療係数は、包括点数では評価が困難な救急入院初期の検査等について、救急患者に占める割合により評価するものである。具体的には緊急入院患者と全入院患者の入院2日目までの包括範囲の費用の差額を、医療機関ごとに診断群分類及び救急患者の数に応じて評価する（表2-9）。ここで注意すべき点は、全体の財源の設定は緊急入院、各病院への分配は救急入院が用いられていることである。これに関して、厚生労働省は「予定入院とそれ以外では、診療の初期コストに差があるため、その差を配慮するための係数を設定するというのが今回のコンセプトであり、全体の財源については「緊急入院」を基に設定。しかし、「緊急入院」については、DPCデータでは、外来のデータ等がないことから、不適切な入力が行われても確認出来ないこともあり、各病院への分配は、「救急入院」により設定することとした」と説明している。

　救急医療に関しては、DPC評価分科会でも早い時期から評価するという方針で意見が一致していたが、どのような視点で評価するかについてはなかなか意見がまとまらなかったという経緯がある。具体的には救急入院患者数あるいは割合（図2-20）、休日・時間外の救急患者数あるいは割合（図2-21）、特定の処置があった患者数あるいは割合（図2-22）というように多くの議論があったが、分科会としての一致した見解は得られなかった。したがって、今回設定された係数は暫定的なものであり、今後データに基づく検討により精緻化されていくことになる。そういう意味においては2010（平成22）年度から、特定入院料を算定する場合でもコーディングの確認に必要な情報をコーディングデータへ入力するよう義務づけられたことは重要である。

表2-9　救急医療係数

名称	評価の考え方	評価方法
救急医療係数	包括点数では評価が困難な救急入院初期の検査等について、救急患者に占める割合により評価	〔係数〕＝緊急入院患者と全入院患者の入院2日目までの包括範囲の費用の差額を、医療機関ごとに診断群分類及び救急患者の数に応じて評価

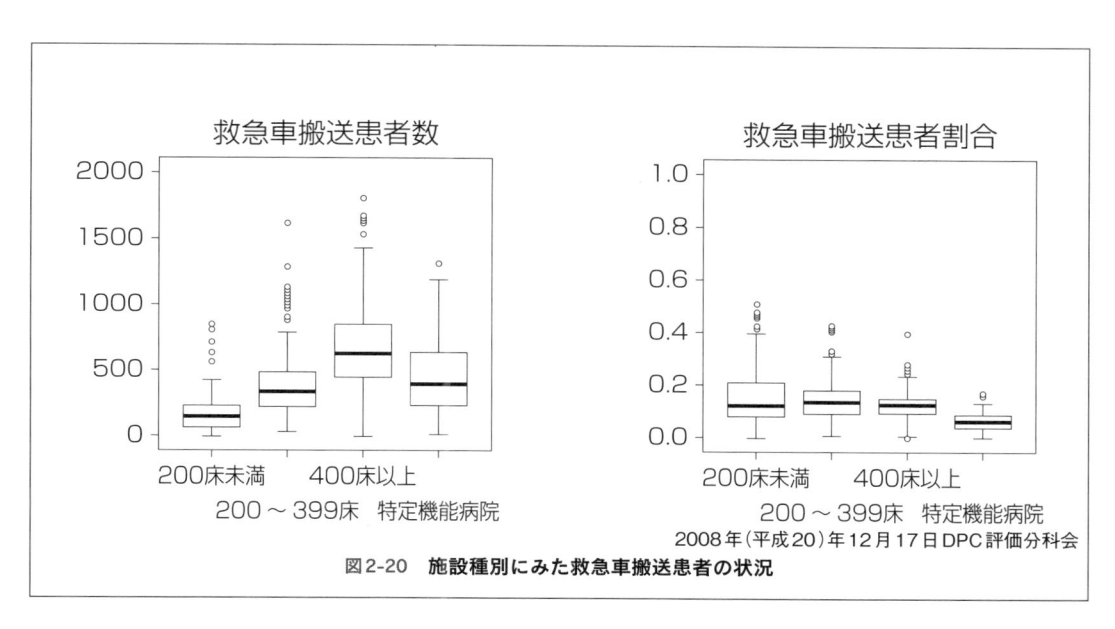

病院機能係数（指数） ③

図2-20　施設種別にみた救急車搬送患者の状況

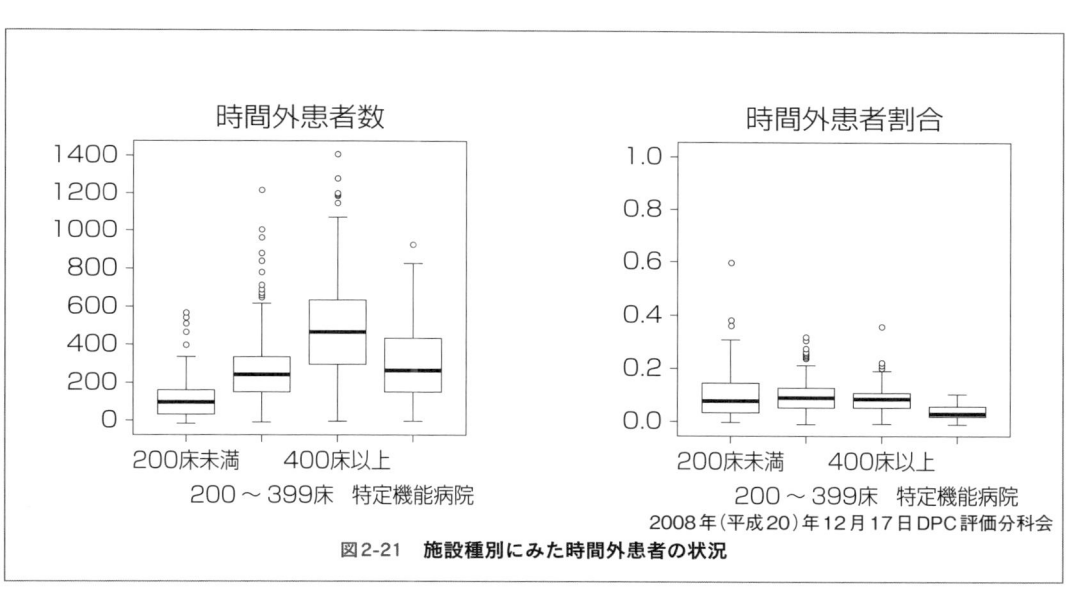

図2-21　施設種別にみた時間外患者の状況

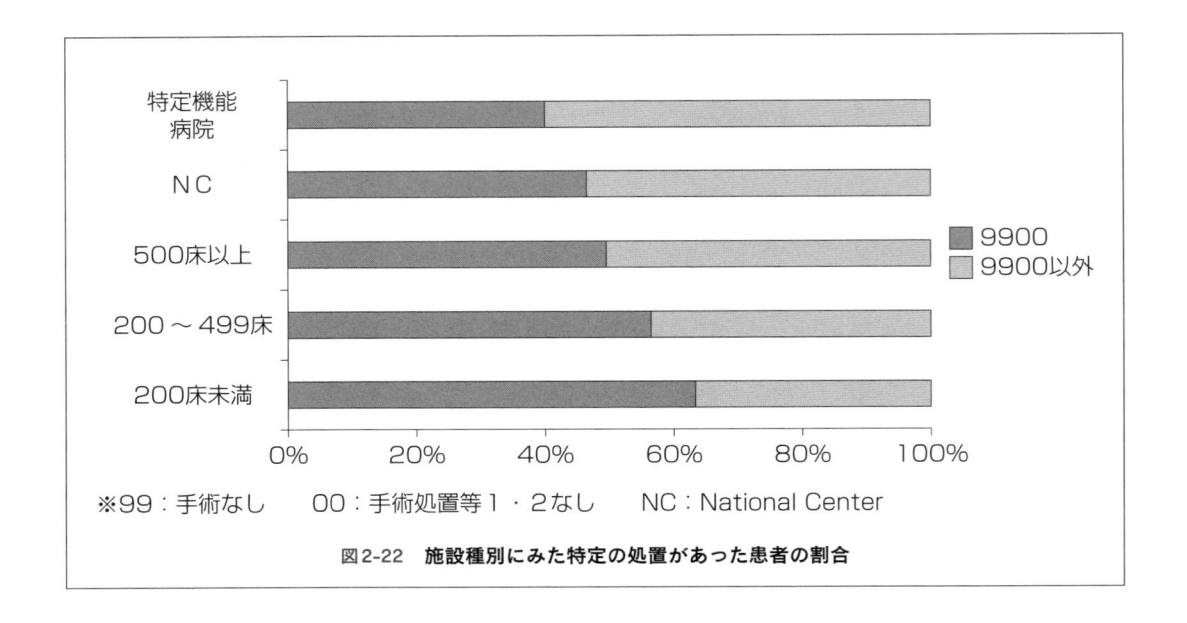

※99：手術なし　　00：手術処置等１・２なし　　NC：National Center

図2-22　施設種別にみた特定の処置があった患者の割合

(4) 地域医療指数

　2010（平成22）年度の見直しでは、各病院の地域医療への貢献を評価する目的で脳卒中、がん、救急医療、災害医療、へき地医療、周産期医療という、医療計画に定めるいわゆる「4疾病5事業」に対応する指数が設定された（表2-10）。具体的には表に示した7項目について該当する場合はそれぞれ1ポイントを算定し、合計で0〜7ポイントの指数が設定される。

　「脳卒中」については、脳卒中を対象とする「B005-2地域連携診療計画管理料」「B005-3地域連携診療計画退院時指導料（Ⅰ）」または「B005-3-2地域連携診療計画退院時指導料（Ⅱ）」を算定している医療機関を評価するといった地域連携の有無がポイントとなる。

　「がん」についても、「B005-6がん治療連携計画策定料」または「B005-6-2がん治療連携指導料」を算定している医療機関を評価するといった連携についてのポイントが設定されている。さらに、地域がん登録への参画の有無も評価する。

　「救急医療」については、医療計画上定められている二次救急医療機関で病院群輪番制への参加施設、拠点型もしくは共同利用型の施設または救急救命センターがポイントの対象となっている。

　同様に、「災害時における医療」についてはDMAT（災害派遣医療チーム）指定の有無、「へき地の医療」についてはへき地医療拠点病院の指定または社会医療法人認可におけるへき地医療の要件の有無、「周産期医療」については総合周産期母子医療センターまたは地域周産期母子医療センターの指定の有無が評価の対象となっている。

　以上のうち、地域がん登録への参画の有無については、東京都や埼玉県、あるいは福岡

県のように地域がん登録の事業を行っていない都道府県の病院から、「すでに院内がん登録を行っているにもかかわらず、それが評価されないのは不公平である」という批判の声もある。しかしながら、がん診療拠点病院についてはすでに診療報酬において加算が設定されており、その意味において経済的評価がまったく行われていないわけではない。厚生労働省は、今回の指数はあくまで地域のがん医療の体制整備の資料作成への貢献を評価している説明している。

　地域医療指数を導入することは関係する委員会等で合意されたが、具体的に何を評価するかはほとんど議論されておらず、今回は現在の診療報酬制度で設定されている加算等をとりあえず当てはめただけのものである。したがって、他の係数・指数と同様、今後データの検討によってより妥当な係数・指数が設定されていくことが予想される。各病院が当該地域で果たしている役割が、診療報酬制度においてより明示的に評価される方針が打ち出されたことは今後の各施設の経営を考える上で非常に重要なポイントである。

表2-10　地域医療指数

地域医療指数	地域医療への貢献による評価	〔指数〕＝以下の各項目ごとに1ポイントを加算した総ポイント数（0～7ポイント）（2010〈平成22〉年8月より評価） ①「脳卒中」について、脳卒中を対象とする「B005-2地域連携診療計画管理料」、「B005-3地域連携診療計画退院時指導料（Ⅰ）」または「B005-3-2地域連携診療計画退院時指導料（Ⅱ）」を算定している医療機関を評価 ②「がん」について、「B005-6がん治療連携計画策定料」または「B005-6-2がん治療連携指導料」を算定している医療機関を評価 ③「がん」について、地域がん登録への参画の有無を評価 ④「救急医療」について、医療計画上定められている二次救急医療機関で、病院群輪番制への参加施設、拠点型もしくは共同利用型の施設または救急救命センターを評価 ⑤「災害時における医療」について、DMAT（災害派遣医療チーム）指定の有無を評価 ⑥「へき地の医療」について、へき地医療拠点病院の指定または社会医療法人認可におけるへき地医療の要件の有無を評価 ⑦「周産期医療」について、総合周産期母子医療センターまたは地域周産期母子医療センターの指定の有無を評価

第3章
DPCデータを用いた病院マネジメント

1 DPC時代の収支管理と品質管理
2 DPCデータを用いた分析の方法論
3 DPCデータのバランスト・スコアカードへの活用

1 DPC時代の収支管理と品質管理

　DPCが導入されたことで、比較可能な医療情報が利用可能となった。厚生労働省が公開しているデータのみならず、種々の病院グループが自主的に集計している情報等、ミクロ、マクロの両面で病院マネジメントに有用な多くの情報が今日では活用可能となっている。第Ⅲ編ではDPC関連情報を用いて、どのようなマネジメント上の分析が可能であるかについて具体的に説明する。

1 収入管理

　DPCにおける収入管理の基本は「適切なコーディング」である。誤ったコーディングは過少請求と過大請求のどちらにもつながる。過少請求は包括範囲の不適切な理解、あるいは算定可能な加算や管理料及び係数の見逃しという事態からも生じうる。DPC導入によって、診療情報管理部門の職務内容が大きく変わったことを各病院は認識する必要がある。診療情報管理が収入管理に直結する時代になったのである。

　現在、DPC対象施設では診療情報管理士の配置が一般的になっているが、その職務内容についてより深く考える必要がある。診療情報管理が収入管理に直結することを考えれば、診療情報管理を行う者は医事請求に関する業務についても十分な知識と経験を持たなければならない。

　例えば、あるDPCについてコーディングが誤っているために1件あたりの請求額が実際のDPCに比べて10万円少なかったとしよう。仮にこのようなケースが年間100例あれば1,000万円の過少請求となる。審査支払い組織は誤りに気づいたとしても訂正を求めることはないであろう。逆に誤ったコーディングのために10万円多く請求していた場合は、払い戻しの対象となることは間違いない。場合によっては「不正請求」として新聞沙汰になることもある。この意味でDPCに基づく収入管理はリスクマネジメント的な要素を持っている。そういう理由で、熟練の職員が必要とされるのである。

　公立病院等の関係者から「診療情報管理士は国家資格ではないために職種指定で採用することができない」という相談を受けることがあるが、これは大きな問題ではないだろう。筆者の知る公立病院では、院長自らが診療情報管理士の通信課程で資格を取ったり、病院の医事課職員に「公費」で資格を取らせたりしている。要は意識の問題である。収入管理

の重要部門である医事課及び診療情報管理部門の職員を人件費削減の名目でアウトソーシングし、院内にDPCコーディングを統括する常勤職員を配置しないようでは経営はおぼつかない。

2 支出管理

　アメリカで採用されている1入院あたり包括支払い方式に比べて、我が国のDPCに基づく1日あたり包括支払い制度は、出来高部分が別途設定されていることもあり、コスト制約は緩やかであるといえる。しかしながら、包括方式である以上、支出管理が重要であることに変わりはない。

　我が国の多くの病院には原価計算システムがないと推測される。このような状況で簡便に支出管理を行おうとすれば、DPC点数表における入院期間Ⅱまでの包括積み上げ額が一応の参照値になる。入院期間Ⅱは各DPCにおける全国の平均在院日数であり、それに対応する包括評価部分の総額は出来高換算の平均コストとなる。各施設における当該DPCの包括部分の出来高算定額(係数を乗ずる前の値)を全国平均と比較することで、全国平均よりコストがかかっているのはどのDPCかを把握することが可能となる。さらに、個別患者ごとにどの患者の支出が多くなっているかも分かる。診療報酬区分を表3-1のようにまとめ、この区分ごとに集計を行えば、どの区分で支出が多くなっているかが明らかとなり、収支改善のための糸口を見つけることも可能である。

　DPCが導入されて以降、個別DPCあるいは個別患者を対象とした以上のような分析が数多く行われるようになった。もちろんこうした分析により、自施設の課題を発見して改善につなげる、あるいはDPC点数表の修正そのものを求めることは重要である。しかしながら、このような個別の収支を中心に経営を考えるのではなく、個々の患者で収支のばらつきはあるが、最終的にいかにして病院全体として適正利益を上げるか、というマネジメントがDPC時代には求められる。

　以前インタビューを行ったアメリカの有名な急性期病院の女性CIOは、「私たちは当院の医師に強いコスト意識を持つよう要求しているわけではない。彼らに求めるのは良い医療を提供し、患者に満足してもらうことである。個別の患者では赤字・黒字が生じるとしても、最終的に病院全体として適正利益を上げるようにする。それが我々経営担当者の責務である」という趣旨を述べていた。我が国にもこのような病院マネジメントのプロフェッショナルが必要な時代になっている。

3 DPCに対応した収支管理のための病院情報システム

　DPCに対応した医事業務は複雑であり、ITの活用が不可欠である。石川ベンジャミン

表3-1 分析用診療区分の例

診療区分	中診療区分	名称
11	10	診察料等
12	10	診察料等
13	10	診察料等
14	10	診察料等
21	20	処方
22	20	処方
23	20	処方
24	20	処方
25	20	処方
26	20	処方
27	20	処方
28	20	処方
31	30	注射
32	30	注射
33	30	注射
39	30	注射
40	40	処置
50	50	手術
54	50	手術
60	60	検査
70	70	画像
80	80	その他
90	90	入院料
92	90	入院料
93	93	DPC
94	94	DPC差額
97	97	食事

　光一氏はDPCに対応した収支管理のための病院情報システムの要件を以下のように整理している[9]。

(1) 収入管理のためのアプリケーション

　収入管理の側面からは、入院患者にDPCを割り当て(コーディング)、診療報酬請求を行わなければならない。すなわち、コーディングシステムと医事会計システムが収入管理

のための病院情報システムの根幹になる。

　まずコーディングシステム（あるいはコーダー）であるが、理想的にはコーディングの自動化ができればよい。しかし、DPCの分類決定に際しては、複数の手術・処置からコード化する際の優先順位等の設定が必要な場合があり、完全な自動化は非常に難しい。したがって、DPCコーディングシステムについては、無理に完全な自動化を試みるよりは、データの再利用を中心に省力化を考えるほうが得策である。

　データを再利用する際に基本となるのは、入院予約や病床管理のアプリケーションのデータを生かし、退院サマリの入力システムを整備することである。

　収入管理システムのもう1つの柱である、医事会計システムにおける最低限度の対応としては、DPC分類情報を受け取って、正しく包括と出来高請求を切り分けて請求処理を行うことが考えられる。これについては、DPC病院に向けた各種の医事会計パッケージの対応がほぼ完了しているので、個別の病院で特に対応すべき点は少ないであろう。

(2) 支出管理のためのアプリケーション

　支出管理の側面からは、診療で消費する資源（ヒト・モノ）の管理を行うとともに、消費した資源量を金額（カネ）として集計しなければならない。DPCとの関連でいえば、同一のDPC患者間の支出のばらつきを明らかにし、平均的なコストを算出できるようにすることが第一の目標となる。具体的には、医事請求できるものだけでなく、医事請求できないものも含めて、各患者に「何を」「いつ」「どれだけ」使用したかが把握できるフルオーダリングシステムを構築する必要がある。Fファイルを正確に作成できるシステムを実装することが必要最低限の条件である。

(3) 品質管理のためのアプリケーション

　品質管理の側面からは、リスク管理を実施するとともに、診療結果（アウトカム）を評価しなければならない。

　包括支払いに短絡的な対応をすると、入院日数の短縮、診療の過密化を招くだけでなく、過小診療あるいは安全管理の低下に結びつくような業務・運用の変更が生じてしまう可能性がある。このため、品質管理のためのアプリケーションでは、診療のアウトカム及びリスクが発現したイベントを継続的にモニタリングしなければならない。適切な臨床指標をクリニカルパス上で設定することが重要となる。

　ただし、すべてのDPCで質評価のための指標を設定すると業務負荷が大きくなるので、各診療科の代表的な（患者数も多い）DPCを選ぶとよいであろう。

2 DPCデータを用いた分析の方法論

1 プロセス分析—DPCデータのCP評価への活用

■(1) CPの目標

　クリニカルパス学会のホームページによると、「クリニカルパスとは、主に入院時に患者さんに手渡される病気を治すうえで必要な治療・検査やケアなどをタテ軸に、時間軸(日付)をヨコ軸に取って作った、診療スケジュール表」であり、その目的は「患者ケアの質的向上と効率化」の両立を「チーム医療の実現」により行っていくことにある」とされている[10]。すなわち、クリティカルパスあるいはクリニカルパス(以下CP)とは医療を可視化し標準化することで、医療の質の向上と効率化という一見相反する目標を達成するためのツールなのである。病院での適用に際してはパスを物差しとして、それからの逸脱をバリアンスとして抽出し、その要因を探り、その対策を取ることでさらなる医療の質向上を目指すという、PDCA (Plan-Do-Check-Act) サイクルが基本となっている。
　CPは1980年代にアメリカのカレン・サンダーによる管理工学的手法の医療への適用

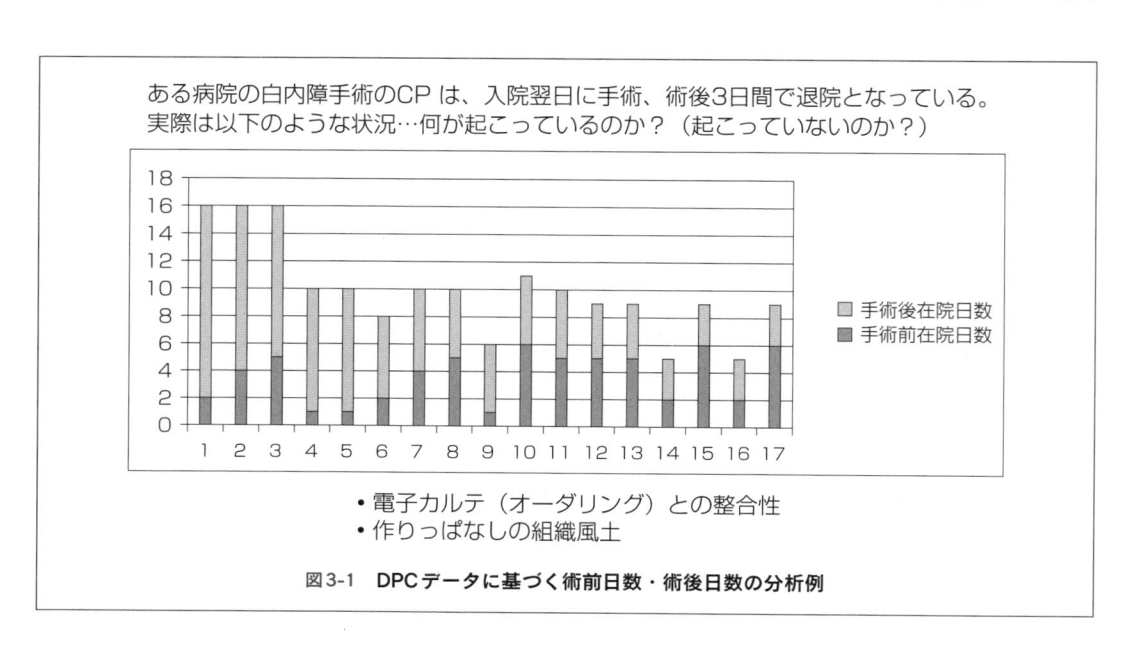

ある病院の白内障手術のCPは、入院翌日に手術、術後3日間で退院となっている。
実際は以下のような状況…何が起こっているのか？(起こっていないのか？)

- 電子カルテ(オーダリング)との整合性
- 作りっぱなしの組織風土

図3-1　DPCデータに基づく術前日数・術後日数の分析例

を嚆矢とし、その後診断群分類に基づく1入院あたり包括支払い（いわゆるDRG/PPS）の導入によりその利用が拡大したと説明されている[11]。我が国においても2004（平成16）年にDPCに基づく包括評価制度が導入されたことで、CP活用の重要性が高まっている。

実際、パスの活用は我が国の医療提供体制においてかなり普遍化したものになっている。他方で、施設によっては作成しただけで実際にはパスを活用していない例も少なくない。図3-1は、あるDPC対象施設における白内障手術例の術前日数と術後日数の状況を患者単位で分析したものである。この施設では白内障のパスがあるにもかかわらず、ほとんどそれが活用されていないようである。

実はこの図は、DPCデータをMS-ACCESS®（以下ACCESS）で加工して、MS-EXCEL®（以下EXCEL）のグラフ機能で作成したものである。具体的には、白内障患者の様式1データの入退院日、手術実施日の情報から術前日数、術後日数を計算している。なお、分析の詳細は藤森・中島あるいは松田の文献を参照されたい[12)-13)-14)]。

（2）DPC対応CPとは

CPに関する我が国の代表的な研究者である池田俊也氏はDPC対応CPの条件として、（i）在院日数が「入院期間Ⅱ」の範囲内にあること、（ii）外来診療、在宅医療、医療連携が考慮されていること、（iii）使用薬剤・医療材料の適正化が図られていること、（iv）原価計算に対応していること、（v）臨床指標が組み込まれていることの5つを挙げている。

筆者はこのうち使用薬剤・医療材料の適正化が図られていること、及び臨床指標が組み込まれていることの2つが特に重要であると考える。CPの目的はあくまで医療の質の向上であり、コスト削減が第一の目的ではない。もちろん経済的情勢が厳しい今日の経営環境下で、コストを無視して医療提供を行うことはナンセンスである。しかしながら、医療の質を犠牲にしてコスト削減を図ろうとするのは本末転倒である。したがって、医療の質を担保するためにも臨床指標が組み込まれていることが重要である。

使用薬剤・医療材料の適正化については、使用量の適正化及び後発品への転換がポイントとなる。ただし、後発品の採用に関しては患者への説明責任を果たす意味でも、医薬品及び医療材料の選択について表3-2のような明確な指針を整備することが必要である。

入院期間Ⅱへの対応については、入院期間Ⅱが当該DPCの全国平均の在院日数であることから一応の目安にはなる。しかしながら、経時的にみると平均在院日数は短縮する傾向にあり、施設によっては入院期間Ⅱ以内への短縮が無理な場合もある。在院日数はそれぞれの施設の環境条件によって設定すればよい。むしろ重要なことは、どのような状態になると退院できるかという退院基準を臨床的な視点から明確にし、それを患者に十分に説明することであろう。この点が明確でないと、「追い出された」という印象を患者に与えかねない。この意味でも患者用パスの整備が重要である。

表3-2　手稲渓仁会病院における医薬品切り替え基準

1．品質（純度、安定性、生物学的同等性、製剤的特徴など）
　・適応症を十分検討し、診療に支障をきたさないこと、患者に不利益を与えないことを確認する。
2．安定供給が得られ、製薬企業の情報提供、アフターサービス体制が整っている。
3．採用による経済的効果が明確である。
4．医療の質の維持に十分配慮する。
5．医師に対する説明と同意、原則として全医師の了解を得る。

資料：樫村暢一

（3）DPCデータを活用したCP評価

　DPCデータを用いたCP評価については、民間事業者等によるベンチマーク事業の中ですでに様々な取り組みが行われている。筆者はそのようなベンチマーク事業を否定するものではなく、むしろその有用性を積極的に認めている。しかし、ベンチマーキングの結果が各施設の臨床面・経営面の改善に有効にフィードバックされるためには、その結果に基づいて、各施設が自施設のデータをさらに深く分析できる人材を確保することが不可欠である。そのためには、データ分析をすべて人任せにするのではなく、自ら分析する姿勢が求められる。DPCデータを用いたパスの評価は、その意味で非常に有用なOJTになる。

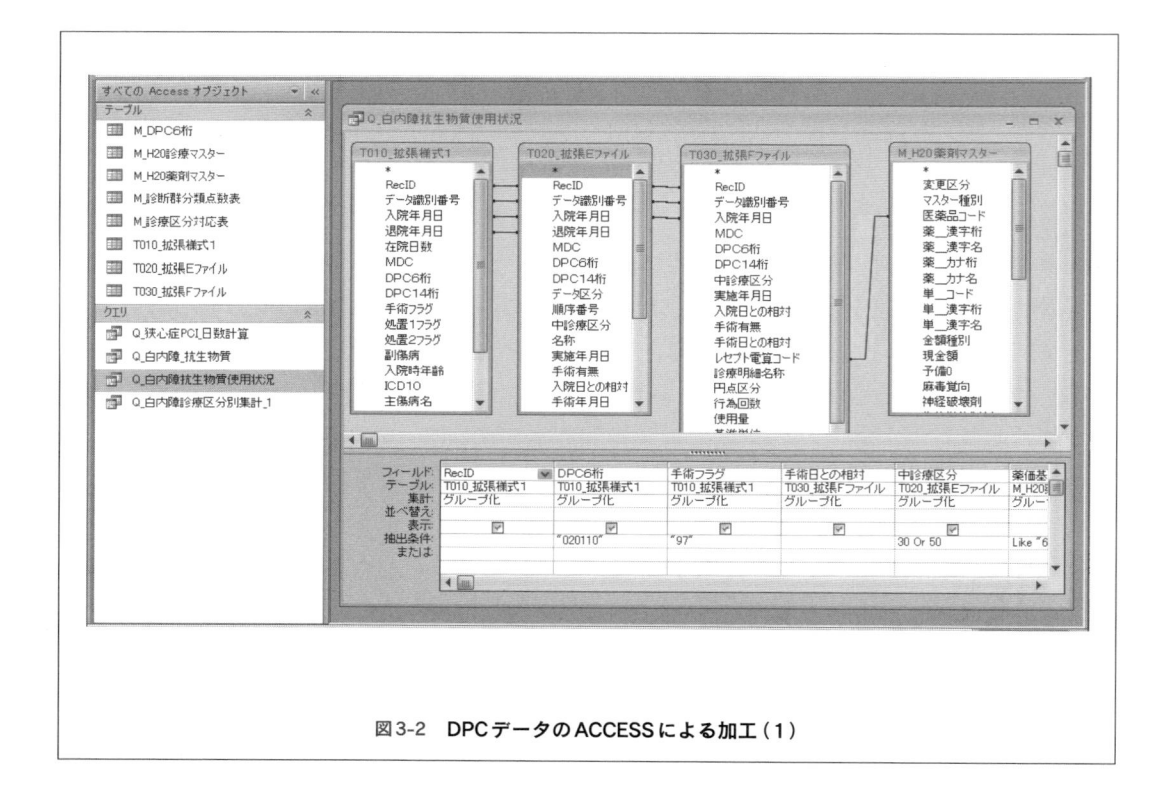

図3-2　DPCデータのACCESSによる加工（1）

DPCデータを用いた分析の方法論 ❷

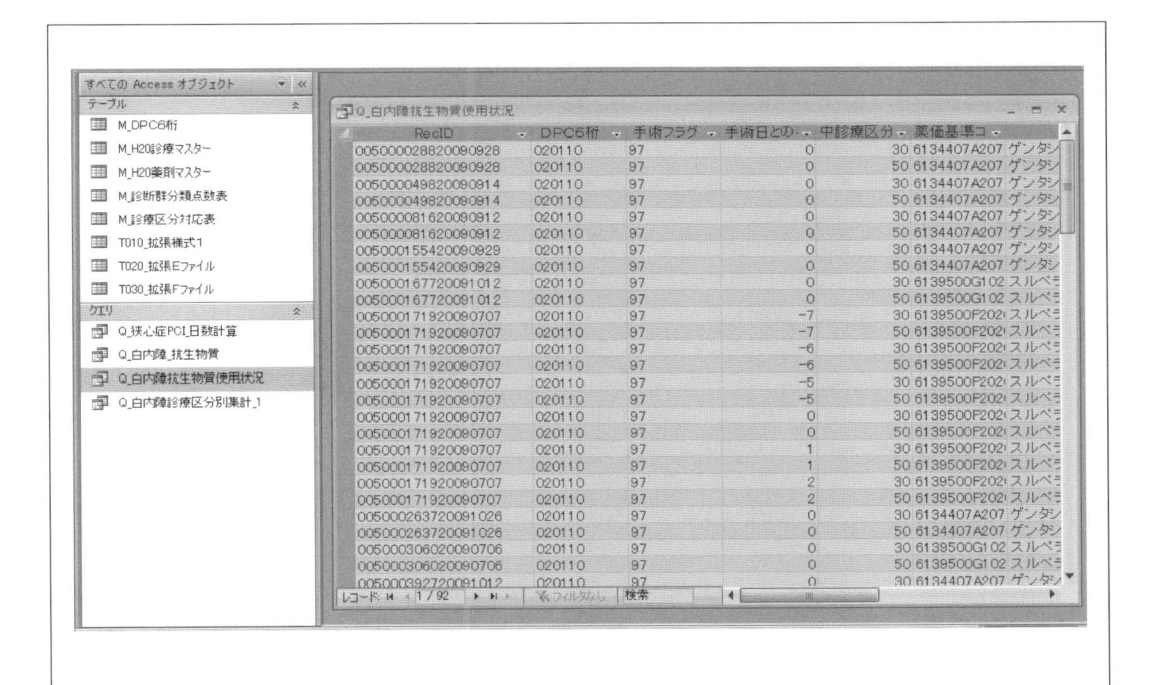

図3-3 DPCデータのACCESSによる加工（2）

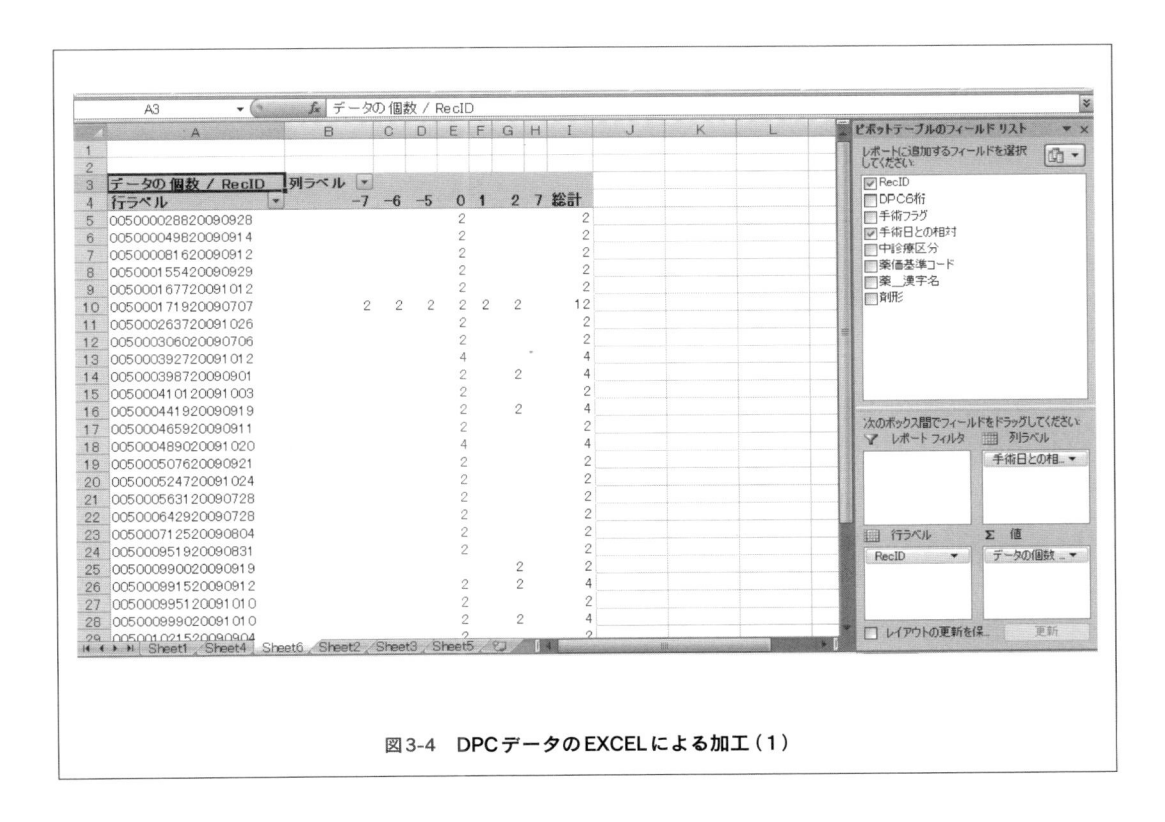

図3-4 DPCデータのEXCELによる加工（1）

第3章　DPCデータを用いた病院マネジメント

図3-5　DPCデータのEXCELによる加工（2）

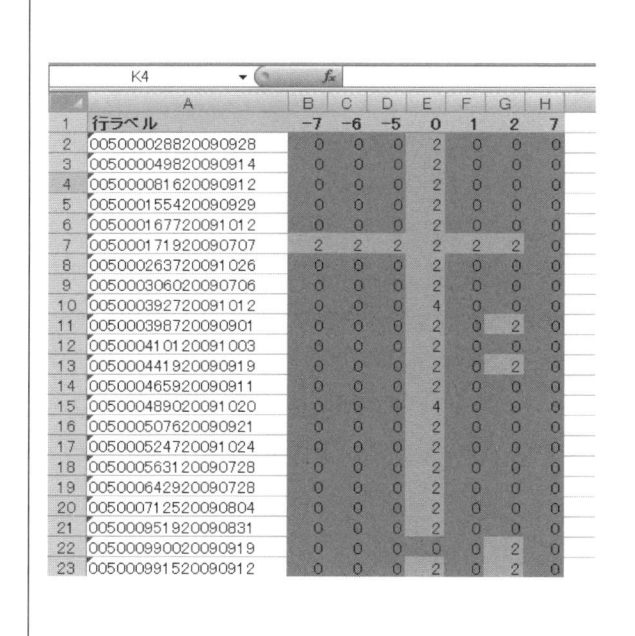

　例えば、図3-2から図3-5までに示したように、DPCデータをACCESSで加工した後、EXCELのピボットテーブルで集計すれば、白内障手術患者について術後何日目から何日目までどのような抗生物質が使われたかを分析することができる。このような分析をDPC別に行うことで、自施設における抗生物質の予防的使用の実際と問題点を把握することが可能となる。

　なお、分析の詳細は藤森・中島あるいは松田の文献を参照されたい[12)13)14)]。

（4）DPCデータを活用したCP評価の進化系—桑原・田崎メソッド

　DPCデータをCP評価に活用する方法として、田崎年晃氏と桑原一彰氏はDPC14桁コードの後ろにCPに対応する医療行為の有無を「1」または「0」で判定するコードをつけ、毎日の医療行為の状況を評価するという画期的な方法論を考案した。付加するコードはCPごとに異なるが、それぞれの状況はFファイルにそれぞれの日に該当するレセ電算コードが表紙されているかどうかで判定される（図3-6）。

　図3-7は、胆嚢疾患（060330）と胆嚢水腫・胆嚢炎（060335）について拡張DPCコードで各患者のCPとの整合性を評価したものである。日別に当該行為が発生した場合に色づけをして可視化すれば、胆嚢疾患（060330）ではほぼCP通りの治療が行われているが、感染のある胆嚢水腫・胆嚢炎（060335）ではCP通りにいかない症例の多いことが容易に

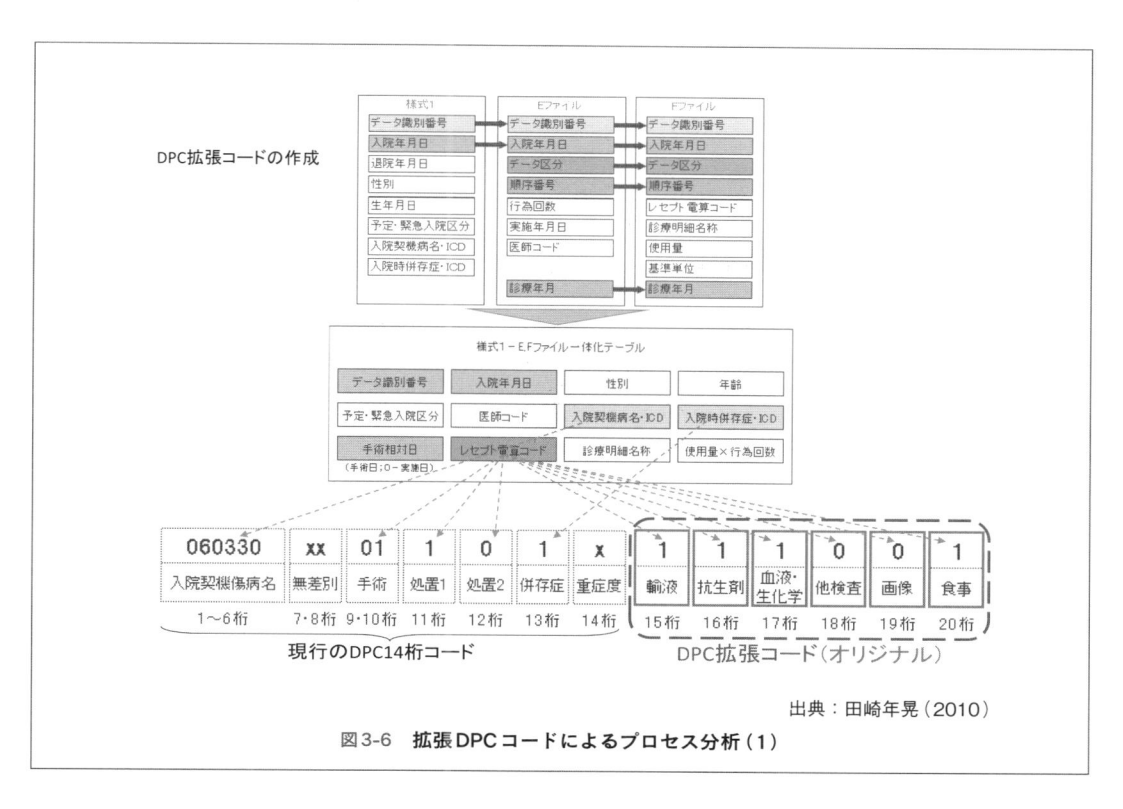

DPCデータを用いた分析の方法論 ❷

図3-6　拡張DPCコードによるプロセス分析（1）

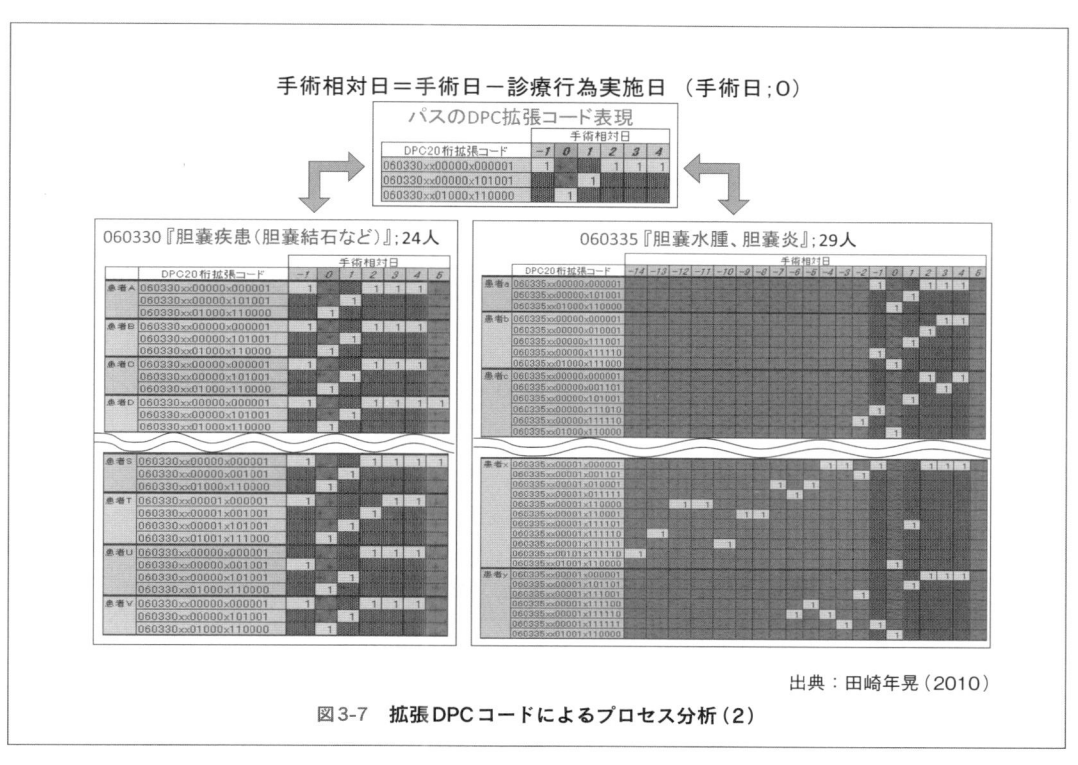

出典：田崎年晃（2010）

図3-7　拡張DPCコードによるプロセス分析（2）

出典：田崎年晃（2010）

分かる。

　このような分析を行うことで、CPでは分からない患者の特性の分析やCPそのものの妥当性の評価が可能となる。類似の分析は既存のベンチマーキング事業でも可能であるが、このような手法を用いて、日常業務の中で疑問に感じたことをすぐに分析できるような体制を整えることが「強い」病院づくりには必要であろう。ACCESSとEXCELを使えば簡単に分析を行うことができる。田崎[15]を参照に各施設でも取り組んでいただければと思う。

2　DPCポートフォリオの活用

　石川ベンジャミン光一氏はDPCで収集されているデータを複数の視点から分析し、DPCポートフォリオという形で集約している。例えば、**表3-3**は退院患者数の上位30DPCについて月あたりの症例数、占有ベッド数、平均在院日数を病院別にまとめたものである。

　このような集計を各病院でDPCごとに行い、電子点数表の入院期間Ⅱを全国平均として平均在院日数の相対値を計算すると**表3-4**のような集計表を作成することができる。仮にこの病院の眼科がDPCごとに全国平均と同じ在院日数で各患者を診療すると1日7.4ベッドを空けることができる。もしこのベッドを待機患者の治療に充てることができると、この病院の眼科の入院単価の1日あたり平均額が5万円ならば、入院期間を適正化するだけで年間1億3,005万円の増収が理論上は可能となる。このような分析を全診療科について行うことで、在院日数短縮の経済効果を推計することができるのである。

　もちろん、実際のマネジメントにおいては、手術室や検査室の制約のために、このように単純に推計することはできないが、各病院の抱える問題の抽出には有用な手法であろう。

3　出来高換算コストデータの活用

　DPC調査ではE/Fファイルを収集しているため、各DPCの診療区分別出来高換算医療費の平均を算出することができる。例えば**表3-5**は、2008（平成20）年度の7月から12月にかけて855病院から収集した小腸の悪性腫瘍（060030）のデータから、診療区分別の平均出来高換算コスト（単位：点）の計算結果を示したものである。

　このデータを用いると、自施設の診療内容の改善点を分析することが可能となる。例えば、小腸の悪性腫瘍・小腸切除術あり（060030xx01x0xx）について全国平均とA大学病院の平均を比較してみよう。このDPCについてA大学病院は全国平均より18％、絶対額では18,283点多く医療資源を投入している。その内訳をみると、手術と画像診断の寄与部分がそれぞれ17.8％（3,259点）と21.2％（3,871点）と大きいことが分かる（**表3-6**及び**図3-8**）。

DPCデータを用いた分析の方法論 ❷

表3-3 病院別の診療実績のまとめ

症例数の多い傷病（DPC6桁：上位30分類）

順位	DPC6	分類名	症例/月	病床数	ALOS
1	060050	肝・肝内胆管の悪性腫瘍（続発性を含む）	149.3	58.6	12.0
2	050050	狭心症、慢性虚血性心疾患	81.7	22.7	8.5
3	020110	白内障、水晶体の疾患	78.7	14.8	5.7
4	040040	肺の悪性腫瘍	63.5	34.2	16.4
5	060020	胃の悪性腫瘍	56.8	28.7	15.4
6	120010	卵巣・子宮附属器の悪性腫瘍	41.2	11.6	8.6
7	120020	子宮頸・体部の悪性腫瘍	38.7	15.0	11.9
8	060340	胆管（肝内外）結石、胆管炎	36.7	15.4	12.8
9	090035	大腸（上行結腸からS状結腸）の悪性腫瘍	36.7	17.7	14.7
10	110080	前立腺の悪性腫瘍	34.8	4.7	4.1
11	020220	緑内障	33.2	11.2	10.3
12	130030	非ホジキンリンパ腫	31.2	24.6	24.1
13	100070	2型糖尿病（糖尿病性ケトアシドーシスを除く。）	30.7	15.1	15.0
14	060040	直腸肛門（直腸・S状結腸からの肛門）の悪性腫瘍	29.0	10.5	11.0
15	060010	食道の悪性腫瘍（頸部を含む。）	26.5	16.4	18.9
16	140010	妊娠期間短縮、低出産体重に関連する障害	23.7	11.6	15.0
17	040080	肺炎、急性気管支炎、急性細気管支炎	23.3	12.4	16.2
18	110280	慢性腎炎症候群・慢性間質性腎炎・慢性腎不全	23.2	14.3	18.9
19	090010	乳房の悪性腫瘍	21.7	6.1	8.6
20	03001x	頭頸部悪性腫瘍	20.3	21.0	31.5
21	010010	脳腫瘍	19.8	10.5	16.1
22	130010	急性白血病	19.8	26.5	40.8
23	06007x	膵臓、脾臓の腫瘍	19.7	15.1	23.5
24	110070	膀胱腫瘍	19.3	9.7	15.2
25	050130	心不全	18.5	16.0	26.3
26	070560	全身性臓器障害を伴う自己免疫性疾患	18.0	19.7	33.3
27	010060	脳梗塞	16.8	9.8	17.7
28	120060	子宮の良性腫瘍	16.3	4.1	7.7
29	020200	黄斑、後極変性	16.2	3.8	7.2
30	070040	骨軟部の悪性腫瘍（脊髄を除く。）	15.2	7.2	14.5

出典：石川B.光一（2009）

　このような現状を把握した上で、これが特定の患者の存在によるのか、全般的に手術にかかる医薬品や材料、画像診断が多いことによるのかを分析し、改善につなげることが可

表3-4 全国平均値を用いた病床稼働状況の分析

調査期間（2008〈平成20〉年7月～12月）における実績

	020110	020150	020160	020200	020220		020240	020280	
	97	97	97	97	99	97	97	99	
	白内障、水晶体の疾患（手術あり）	斜視（外傷性・癒着性を除く。）（手術あり）	網膜剥離（手術あり）	黄斑、後極変性（手術あり）	緑内障（手術なし）	緑内障（手術あり）	硝子体疾患（手術あり）	角膜の障害（手術なし）	合計
件数（件／月）	16.2	2.8	5.5	6.5	3.2	8.7	2.3	1.8	47.0
平均在院日数	12.8	5.4	19.8	8.0	3.7	19.4	20.4	17.1	
〃（全国平均）	5.3	3.8	14.2	8.1	2.7	13.4	11.4	19.6	
①占有病床数（床／日）	6.7	0.5	3.6	1.7	0.4	5.5	1.5	1.0	20.9
相対入院日数	2.4	1.4	1.4	1.0	1.3	1.5	1.8	0.9	
②占有病床数試算（在院日数全国平均）	2.8	0.4	2.5	1.7	0.3	3.8	0.9	1.2	13.5
占有病床減少数（①－②）	3.9	0.1	1.0	-0.0	0.1	1.7	0.7	-0.2	7.4

※在院日数を全国平均とした場合の占有病床数

> 各DPCの在院日数が全国平均と同じになると1日7.4ベッドが空く→より多くの患者を診れる

表3-5 出来高換算コストの全国平均値の例（小腸の悪性腫瘍：060330）

DPC14桁コード	10 診察料等	20 処方	30 注射	40 処置	50 手術	60 検査	70 画像診断	80 その他	90 入院料	97 食事	Total 合計*
060030xx01x0xx	1,331	1,001	3,827	800	47,275	5,829	3,678	335	39,210	2,648	103,284
060030xx01x1xx	1,750	1,872	18,459	2,734	64,648	10,294	9,236	886	70,716	4,079	180,594
060030xx01x2xx	3,856	3,729	22,297	1,030	81,741	13,456	12,961	30,656	116,301	10,279	286,028
060030xx01x3xx	2,959	6,046	34,060	2,629	49,586	10,790	9,106	1,113	82,809	5,572	199,097
060030xx97x0xx	1,299	2,060	3,494	595	26,286	5,022	2,665	198	33,735	2,565	75,353
060030xx97x1xx	1,737	2,893	25,431	3,831	61,965	10,643	8,315	2,006	79,433	4,953	196,254
060030xx97x2xx	2,194	10,893	40,747	1,421	24,514	7,409	6,360	26,064	84,992	6,654	204,594
060030xx97x3xx	1,763	5,972	31,824	1,663	28,014	7,325	5,336	713	68,060	5,801	150,669
060030xx99x0xx	578	3,347	1,833	331	290	3,365	2,782	145	22,299	1,945	34,969
060030xx99x1xx	1,201	5,657	13,499	1,373	227	5,283	3,927	58	47,562	2,919	78,788
060030xx99x2xx	1,826	4,772	9,104	179	61	4,288	4,657	24,765	52,034	5,089	101,686
060030xx99x3xx	546	1,458	14,187	94	16	1,347	855	26	16,112	1,553	34,642
060030_total	993	2,426	13,351	705	15,732	3,959	2,875	832	32,826	2,639	73,699

＊：まるめ等の処理をしていないため10～97の合計とは必ずしも一致しない

表3-6 出来高換算コストの全国平均値を用いた分析例（小腸の悪性腫瘍・小腸切除術あり：060330xx01xxxx）

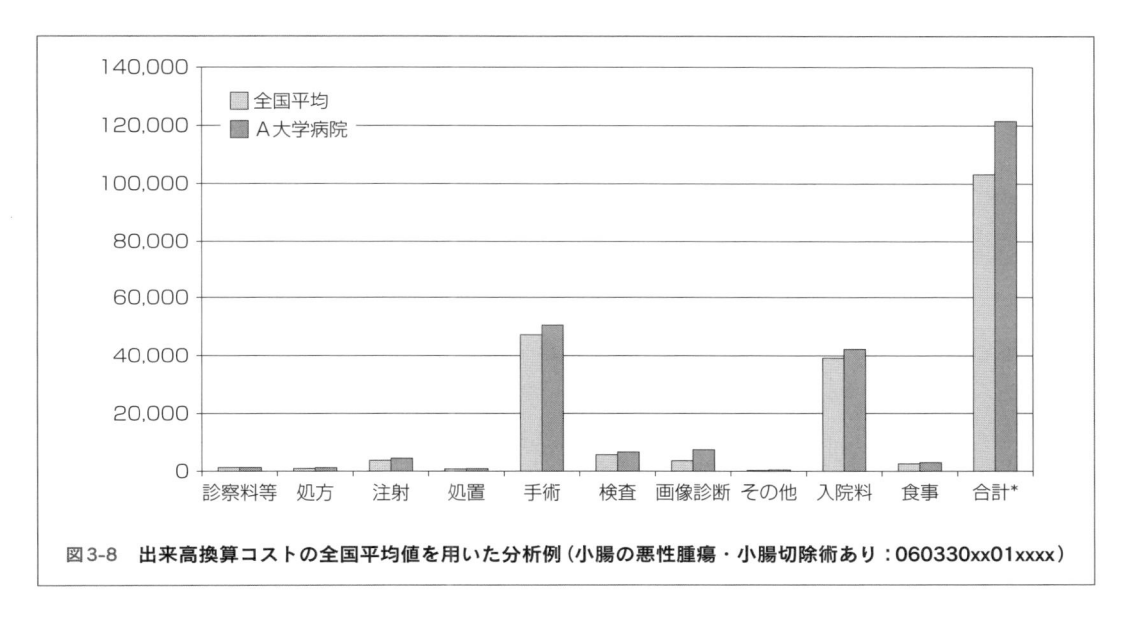

	10 診察料等	20 処方	30 注射	40 処置	50 手術	60 検査	70 画像診断	80 その他	90 入院料	97 食事	Total 合計*
全国平均	1,331	1,001	3,827	800	47,275	5,829	3,678	335	39,210	2,648	103,284
A大学病院	1,349	1,253	4,562	921	50,534	6,723	7,549	505	42,312	3,045	121,567
比	1.01	1.25	1.19	1.15	1.07	1.15	2.05	1.51	1.08	1.15	1.18
差の絶対額	18	252	735	121	3,259	894	3,871	170	3,102	397	18,283
差に占める割合	0.1%	1.4%	4.0%	0.7%	17.8%	4.9%	21.2%	0.9%	17.0%	2.2%	100.0%

図3-8 出来高換算コストの全国平均値を用いた分析例（小腸の悪性腫瘍・小腸切除術あり：060330xx01xxxx）

能となる。すでにこのような取り組みは既存のベンチマーキング事業で行われており、医療サービス提供の効率化という成果を上げている。

　厚生労働省あるいは筆者らの研究班のデータはまだ部分的にしか公開されていないが、医療マネジメントのツールとして非常に重要であり、今後何らかの形で公開する必要があろう。

4　原価分析

　表3-5のようなデータは診療報酬表に基づく出来高換算コスト（Charged Cost）であり、いわゆる本来の意味での原価ではない。そこで、筆者らの研究班ではこの課題に取り組むためにDPC別の標準原価を計算するという試みを行った。この調査の概要と結果は報告書に公開している[16]。

　このデータを用いることで表3-7に示したような分析を行うことが可能となる。この

例では、当該施設の平均在院日数が全国平均に比較して55％も長いだけでなく、給与費が19％高い、中でも医師の給与は11％低いのに、看護師の給与が51％、事務員の給与が63％も高い結果となっている。また、材料費は21％、薬剤費は28％それぞれ高い。

その理由は「公的病院では人件費が民間病院等より高い」といった単純なものではない。仮にこの病院には5つの手術室があるとしよう。この病院の手術室では午前8時くらいから徐々に看護師や事務職が集まり始めるが、そこから種々の準備を開始するために最初の手術を始めるのは通常午前9時から午前10時の間になる。また、午前中の予定だった手

表3-7　DPCデータを用いた原価分析の例

DPCCD	傷病名	在院日数の平均(※2)	総コスト	給与費	医師給費	看護師給費	医療技術給費	事務員給費	技能労務費給費	材料費	薬剤費	保険医薬品費	保険外医薬品費	診療材料費	保険診療材料費	保険外診療材料費
0603303x04xx0x	胆嚢結石腹腔鏡下胆嚢摘出術副	9	66,888	42,588	19,252	16,013	3,951	2,639	733	13,390	6,059	4,529	1,531	5,960	1,018	4,942
自院データ		14	80,615	50,496	17,121	24,121	4,320	4,300	634	16,246	7,732	5,432	2,300	6,654	1,231	5,423
全国比		155.2%	120.5%	118.6%	88.9%	150.6%	109.3%	162.9%	86.5%	121.3%	127.6%	120.0%	150.3%	111.6%	120.9%	109.7%

全国平均のデータと比較することで自院の問題点が分かる

なぜ当院では全国平均より、

・平均在院日数が55％長いのか？
・給与費が19％高いのか？
・看護師の給与が51％高いのか？
・事務員の給与が63％高いのか？
・材料費が21％高いのか？
・薬剤費が28％高いのか？
・保険で請求できない薬剤費が50％高いのか？

術が午後に持ち越されることもたびたびある。5つある手術室がすべて使われることはほとんどなく、耳鼻咽喉科の手術日に当該科の手術がなくとも他科の手術待ち患者の手術が行われることもない。このような運用を行っていると、一定期間に手術する件数が減少して時間外手当てが多く発生するために、一手術あたりのコストが高くなってしまう。すなわち、手術室の運用管理が悪いために1件あたりのコストが高くなってしまうのである。

そこで、午前8時半から手術を始める、午前中にすべての手術室を使用する、指定診療科に手術の予定がない場合には他科の手術を入れる、といった運用上の改善を行えば手術症例のコストは大幅に削減できるであろう。

すべてのDPCについてこのような分析を行う必要はない。各診療科で代表的な疾患について分析することで自施設のマネジメント上の問題点が明らかになるであろう。

いずれにしても病院の経営改善のためには最もコストのかかる人材や設備の生産性をい

5 公開データを用いた地域シェアの分析

　厚生労働省のDPC調査については、毎年その結果が厚生労働省のホームページに公開されている。具体的には、DPC 6桁＋手術の種類別の退院患者数と平均在院日数、化学療法・放射線治療・救急入院の対象となった患者数等が施設名とともに公開されている。厚生労働省調査の期間は2009（平成21）年までは7月から12月の6か月なので通年のデータではないという制約はあるが、各施設の地域における位置づけを知るための有用な資料である。

　このデータを用いることで、傷病別に自施設の地域シェアを分析することができる。例えば図3-9は、2007（平成19）年度と2008（平成20）年度の北九州医療圏のデータをもとに、肺の悪性腫瘍（040040）の手術症例について圏内各施設の手術件数とそのシェアを示したものである。この圏域では北九州市立医療センター、九州厚生年金病院、産業医科大学病院の3施設で肺の悪性腫瘍手術例の約80％が行われていることが分かる。

　また、同様に悪性腫瘍の化学療法・放射線治療に関する圏域内の各施設のシェアを示したものが図3-10である。

　このようなデータを用いることで、各施設は地域の他施設との比較検討結果を踏まえた上で、今後の経営方針を考えることができる。また、都道府県医師会や自治体にとっては地域医療計画の立案のための重要な資料となるであろう。

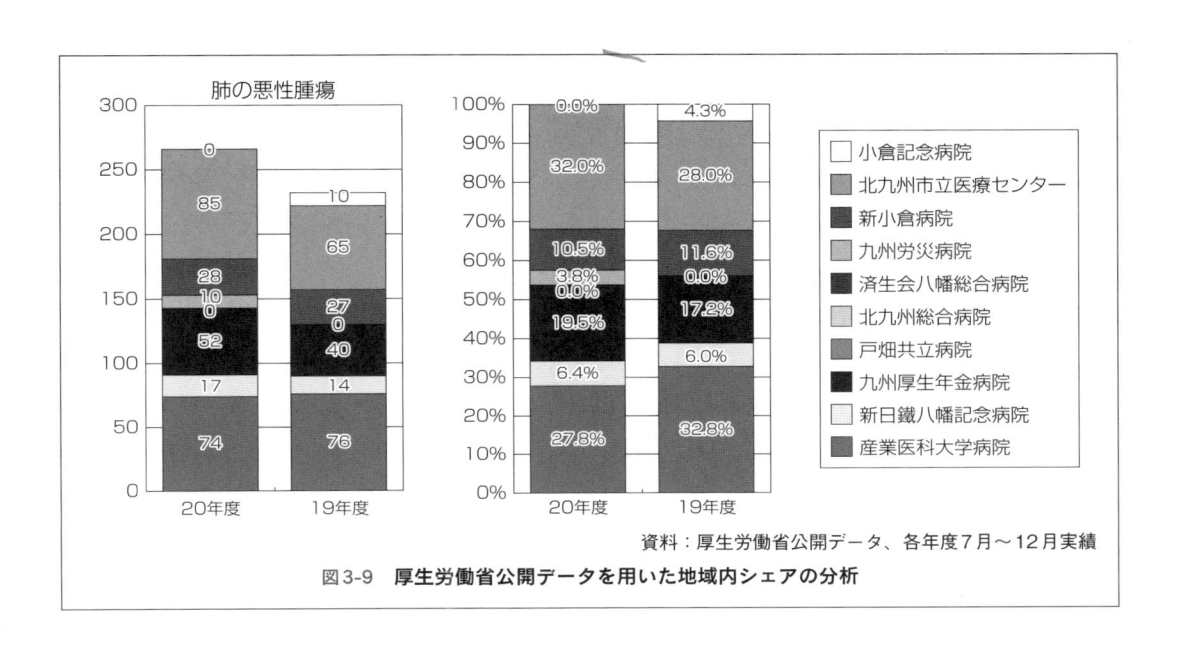

資料：厚生労働省公開データ、各年度7月～12月実績

図3-9　厚生労働省公開データを用いた地域内シェアの分析

図3-10 厚生労働省公開データを用いた地域内シェアの分析（悪性腫瘍の化学療法・放射線治療シェア）

資料：厚生労働省公開データ、各年度7月〜12月実績

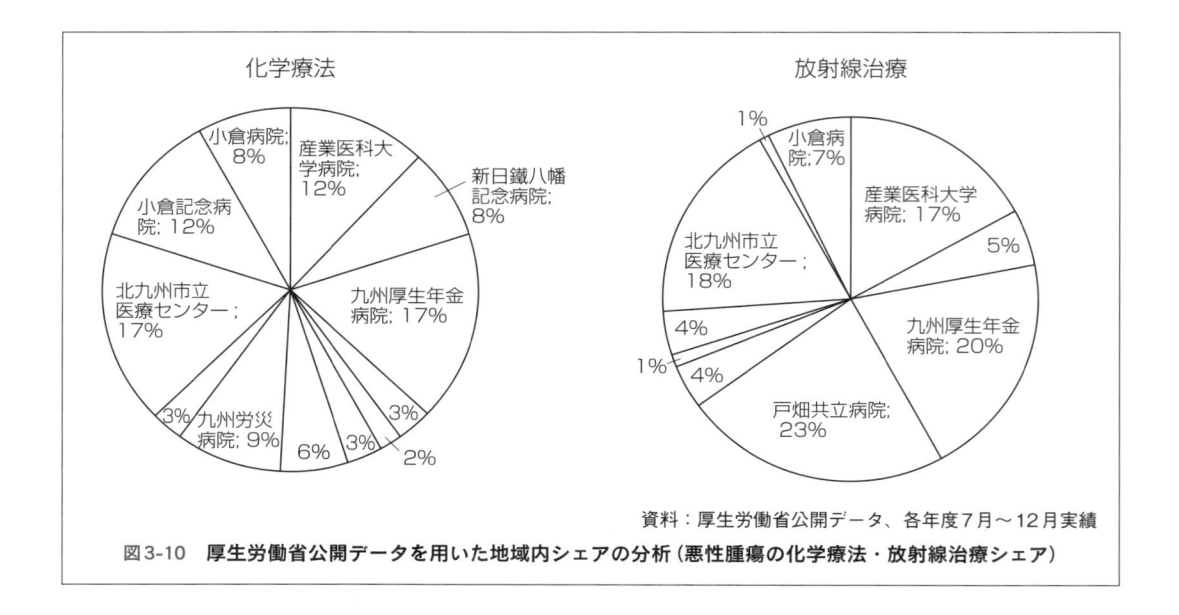

6 患者調査データを用いた地域シェアの分析

　厚生労働省DPC調査には全国で約1,550病院（2009〈平成21〉年度）が参加しており、おそらく急性期入院医療に関しては90％以上の症例が把握されていると考えられる。しかしながら、各施設の地域における位置づけを把握するためには、圏域内の患者数の精度をより高める必要がある。また、急性期病院の機能は入院医療だけではなく、専門外来の役割も重要である。

　以上のようなDPC調査の弱点を補うものとして、伏見清秀氏による患者調査及び医療施設調査を用いた地域医療分析プログラムがある[17]。このプログラムの基礎となっているのは2008（平成20）年度の患者調査および医療施設調査の個票である。患者調査データには年齢、主傷病、手術の有無、患者住所地、医療機関住所地、在院日数（入院症例）等の情報が記載されており、DPC6桁＋手術の有無別に各地域の患者数を推計することができる。これを参照して自施設のデータを分析すれば傷病別の地域内シェアを把握できる。図3-11は筆者の所属する産業医科大学病院のMDC05（循環器系）の手術例について地域内シェアを分析した結果である。ここから、当病院の強みは虚血性心疾患よりは弁膜症や徐脈性不整脈を対象とした手術であることがわかる。

　伏見清秀氏の開発したプログラムでは、患者の住所が医療圏内なのかどうかがわかれば、医療圏をまたぐ患者移動の状況も考慮した分析が可能であり、自施設が地域密着型か広域型かを検討することもできる。ぜひ活用していただきたい。

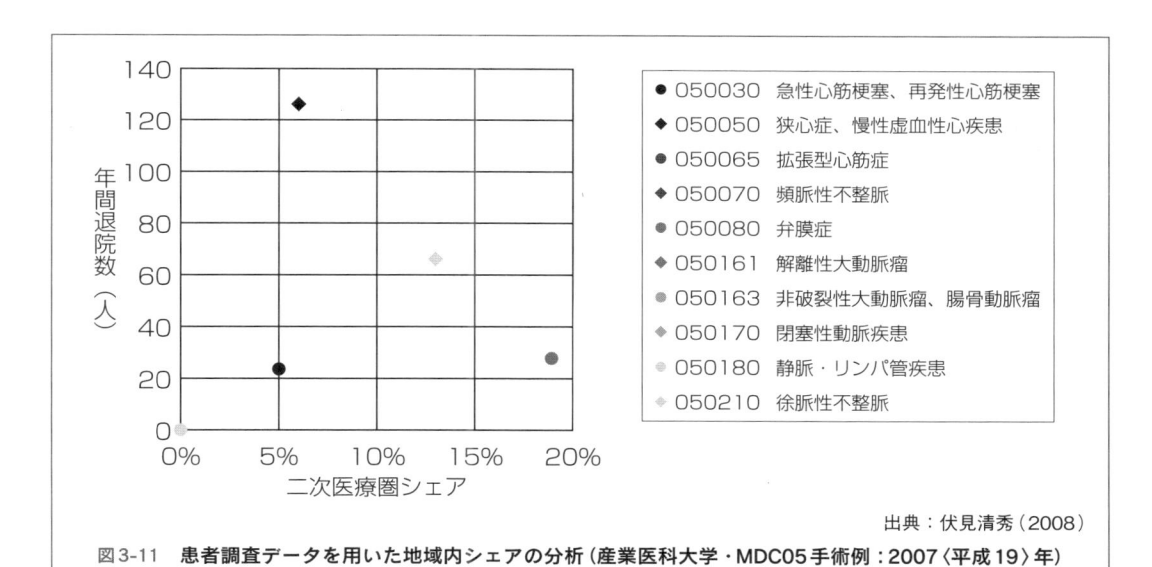

図3-11 患者調査データを用いた地域内シェアの分析（産業医科大学・MDC05手術例：2007〈平成19〉年）

出典：伏見清秀（2008）

- 050030　急性心筋梗塞、再発性心筋梗塞
- 050050　狭心症、慢性虚血性心疾患
- 050065　拡張型心筋症
- 050070　頻脈性不整脈
- 050080　弁膜症
- 050161　解離性大動脈瘤
- 050163　非破裂性大動脈瘤、腸骨動脈瘤
- 050170　閉塞性動脈疾患
- 050180　静脈・リンパ管疾患
- 050210　徐脈性不整脈

7　VRIO分析

　経営学の分野で、事業の妥当性を検討する方法論のひとつとしてVRIO分析がある[18]。これは検討課題となっている事業について、V（Value：価値）、R（Rarity：希少性）、I（Inimitability：模倣困難性）、O（Organization：組織の適切性）の4つの視点から分析し、それに取り組むかどうかを決定するという手法である（図3-12）。すなわち、価値があり、市場ではまだ希少であり、しかも模倣することが困難で、それを行うために組織としても

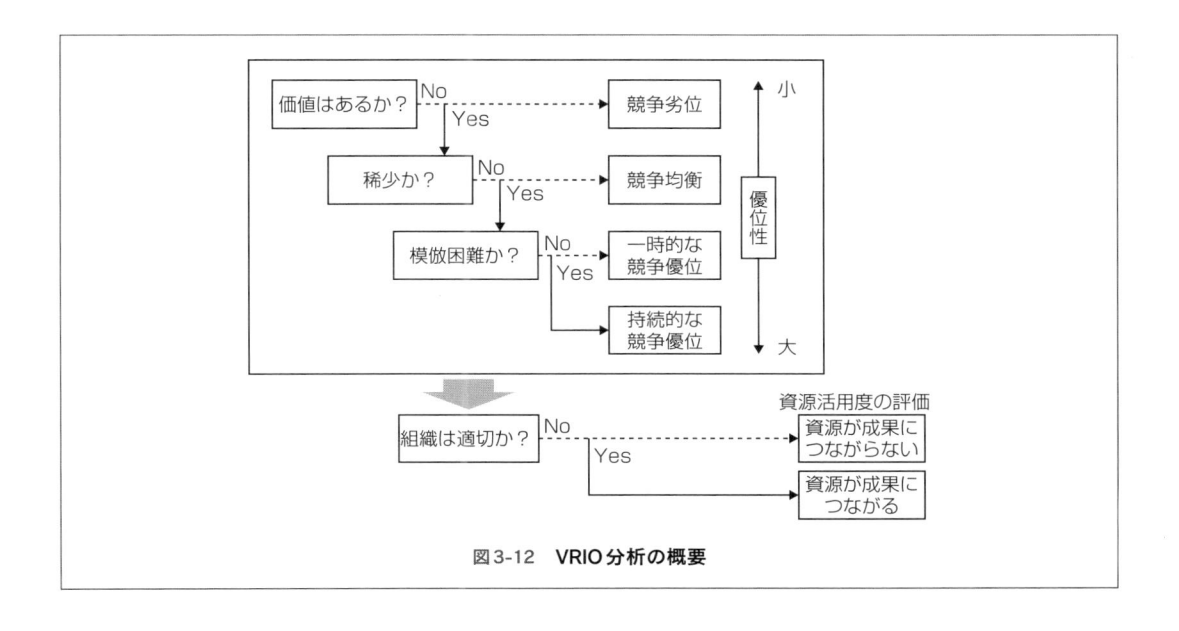

図3-12　VRIO分析の概要

妥当な体制であるものを事業として採用するという経営戦略における意思決定手法である。

例えば、「A大学病院はがん診療をより重視すべきか」という経営上の疑問をVRIO分析によって検討してみよう。

（1）Value

A大学病院のあるB市ではがんの罹患率、死亡率がともに増加しており、市及び市医師会としてもがん対策は最重要課題となっている。したがって「価値」は高い。

（2）Rarity

A大学病院は圏域内における入院症例の約30％の治療を行っており、「希少性」も高い。

（3）Inimitability

A大学病院は放射線部、病理検査部、麻酔科等の中央診療部門が充実している。放射線部門は画像診断、核医学、放射線治療のいずれも設備・人員ともに医療圏内随一の体制であり、市内の主要な病院の放射線科医はA大学病院からの派遣である。病理部門も非常勤を含めて8名の病理医が勤務しており、市内の主要病院の病理検査も受託している。麻酔科のスタッフは20名を超えており、近隣病院の麻酔科の支援も行っている。このようにA大学病院はがん診療において中核となる中央診療部門が充実しており、他施設による模倣が難しいレベルにある。

（4）Organization

A大学病院は大学病院として、臨床以外に研究及び教育の機能を果たすことを求められている。昨今の研修医の大学病院離れという厳しい環境の中で、必ずしも多くはない人員で質の高い医療を提供するとなると、待機手術のような予定の立ちやすい傷病治療を臨床の中心に据えることが望ましい。また、大学病院は研究機能とのリンクも含めてがんの集学的治療を行える組織体である。したがって、「組織」の視点からもA大学病院ががん診療を重視することは妥当であるといえる。

ここで留意すべきことは、VRIO分析のようなツールは、何かを決めるための参考にすぎず、絶対的な基準を示すものではないということである。あくまで頭の体操的なものであり、実際の意思決定には他の多くの要因が関係する。しかしながら、このような具体的な分析を行うことがスタッフの能力向上には有効である。院内研修の一環として積極的に取り組んでいただければと思う。

8　Value Chain分析

　VRIO分析等によって重点領域を決定した後に検討するものの1つとして、Value Chain分析がある[18]。これはサービスの流れを軸にして、当該プログラムの構成要素を分割した上で、事業価値を高めるためにそれぞれの段階でどのような活動（成功要因：Key Factors for Success）が可能かを考える方法論である（図3-13）。ここでは、A大学病院における「がん診療」を例に考えてみよう。

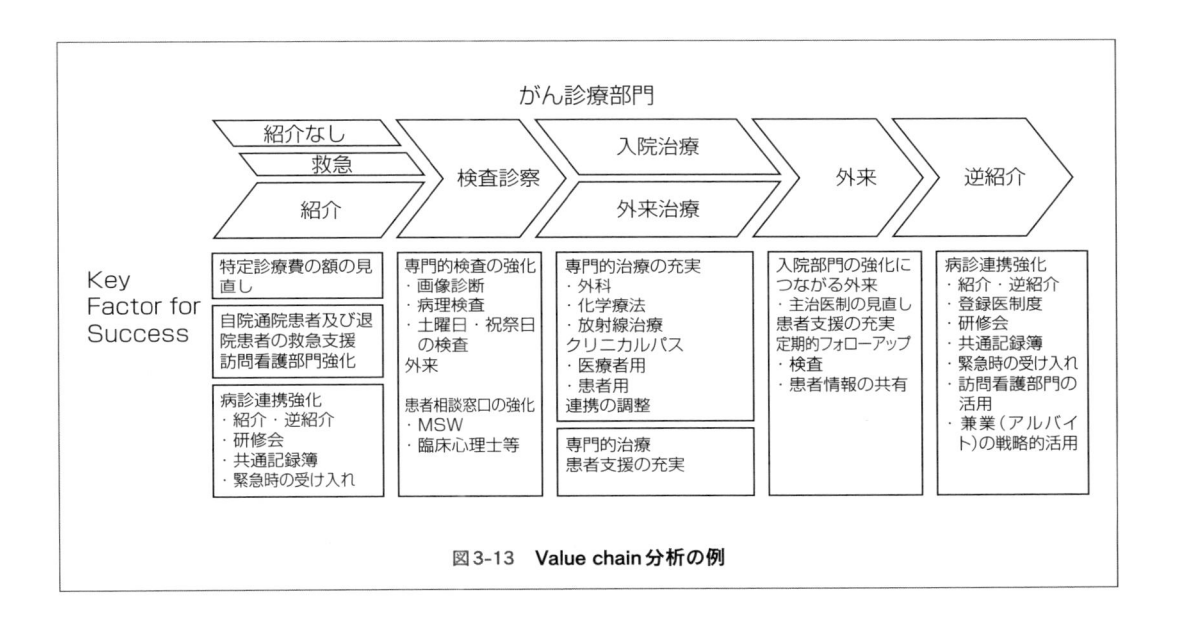

図3-13　Value chain分析の例

がん診療部門

段階	Key Factor for Success
紹介なし／救急／紹介	特定診療費の額の見直し 自院通院患者及び退院患者の救急支援　訪問看護部門強化 病診連携強化 ・紹介・逆紹介 ・研修会 ・共通記録簿 ・緊急時の受け入れ
検査診察	専門的検査の強化 ・画像診断 ・病理検査 ・土曜日・祝祭日の検査外来 患者相談窓口の強化 ・MSW ・臨床心理士等
入院治療／外来治療	専門的治療の充実 ・外科 ・化学療法 ・放射線治療　クリニカルパス ・医療者用 ・患者用 連携の調整 専門的治療　患者支援の充実
外来	入院部門の強化につながる外来 ・主治医制の見直し 患者支援の充実　定期的フォローアップ ・検査 ・患者情報の共有
逆紹介	病診連携強化 ・紹介・逆紹介 ・登録医制度 ・研修会 ・共通記録簿 ・緊急時の受け入れ ・訪問看護部門の活用 ・兼業（アルバイト）の戦略的活用

（1）外来

　高額医療機器及び多く専門医を抱える大学病院にとって、その資源を有効活用するためには、「がん」の疑いがすでに明らかになっている患者に対して専門的な検査を行い、確定診断後に手術や化学療法・放射線治療を行うという流れができていることが望ましい。そのためには紹介外来が基本となる。他の医療機関との連携体制の強化が重要であり、紹介状に対する礼状の迅速な返信は当然のこと、緊急時の診療支援や患者情報の共有等を積極的に行う必要がある。

　紹介状のない患者については、必ずしも軽症例とは限らない場合もあるが、専門的診療を必要としない患者が多いことは経験的に明らかとなっている。できる限り、他の医療機関でのスクリーニングの後、専門外来にかかることが医療資源の適正利用のためにも重要である。したがって、専門的診察の必要性に乏しい患者の受診抑制の意味も含めて、特定療養費の設定を検討する必要がある。

大学病院の外来が多すぎて、本来手術や化学療法にあたるべき医師が外来に時間を取られてしまう状況は、高度医療が必要な患者の受療機会を損なうものでもある。外来は「日銭」が稼げる部門であり、なかなか思い切った改革が難しい部門ではあるが、入外比率の適正化は想像以上に大きな経営改善の効果がある。特に、2010（平成22）年度の診療報酬改定では、外保連（外科系学会社会保険委員会連合）試案でD、Eに区分されている手術の診療報酬が大幅に増額されており、外科医が入院治療に専念できる環境づくりは経営面でも重要である。

(2) 診察・検査

外来における診察・検査については専門性の強化が重要となる。病理部門、放射線部門、検査部門の充実が不可欠であるし、がん患者の抱える種々の心理的負担への対応や高額療養費制度や生命保険の特約に関する相談等、臨床心理士やソーシャルワーカー（MSW）による支援があることも望ましい。

現在、多くの企業では健康保険組合の補助により胃がんや大腸がんの検診が行われている。そこで要精密検査と判定された勤労者にとって、精密検査を受けるために会社を休まなければならない状況はしばしば未受診の原因となる。がん診療を重点化するのであれば、土日・祝祭日の検査外来を行うことについても検討が必要となる。患者の視点から考えれば、当たり前の要求であるかもしれない。

(3) 入院治療・外来治療

入院治療・外来治療はともに専門性が最も重要であり、外科的治療・内科的治療はともに専門性を維持向上するための不断の努力が必要であろう。学会・研究会への参加支援、症例検討会の開催等、現在各施設で取り組んでいる人材育成のためのプログラムをさらに充実させなければならない。

加えて、看護師や臨床心理士・精神科医によるメンタル面での支援体制の充実も必要である。がんと診断されて落ち込まない患者は少ないであろう。しかしながら、我が国の急性期医療の現場ではがん患者に対する精神面での支援の少なさが問題となっている。うつ症状の治療等の精神的なサポートは患者の治療意欲を向上させ、予後にも大きな影響を及ぼすことが明らかとなっている。このような診療補助的な機能の充実も重要である。

急性期におけるがん診療は予定治療として行われることが多いのでCPの適用しやすい傷病でもある。医療者用CPの導入による治療の標準化、患者用CPの導入による治療の可視化を図る必要がある。特に患者用CPは治療薬の誤投薬の予防というリスクマネジメント上の重要性に加えて、どのような状態になると退院できるかを患者に説明するための重要なツールである。適切な患者用CPは治療内容に対する安心感を高めると同時に、退院時の患者の「追い出され感」を予防する効果も期待できる。

(4) 退院後の外来・逆紹介

　がんはかつて生命予後の短さのために「急性疾患」のイメージが強かったが、化学療法や支持的緩和療法が進歩した今日、「慢性疾患」としての性格が強くなっている。実際に担がん状態で長期間生存する患者が増えているのである。その結果、急性期の医師としては「治療が終わった」と考えるが、患者からしてみれば「がんは根治しておらず、まだ急性期で行うべき治療がある」と感じる、つまり医師－患者間に意識のギャップが生じてしまうことも多い。現在、マスメディアで問題となっている「がん難民」問題の背景には、このような意識ギャップがある場合が少なくないように思われる。

　「まだ急性期で行うべき治療がある」と考える患者は、退院後も「かかりつけ医」的に急性期病院の外来に通院することを希望することが少なくない。しかし結果として、このような状況は手術等の専門的治療を行うべき医師を外来にしばりつけてしまい、医師の労働負荷を高めるだけでなく、場合によっては他のがん患者の受療機会を奪うことにもなりかねない。

　このような状況を避けるためには、前述の患者用CPの充実に加えて、他の医療機関との連携体制の強化が不可欠となる。登録医制度の採用や協力医療機関における診療支援等を考える必要がある。その上で、1年に1回当該病院の外来でフォローアップのための専門的診療を行う仕組みを構築することが求められる。地域連携パスは施設間の連携強化のための強力なツールになると思われるが、加えてITを活用した地域共通患者カルテの構築等も今後不可欠であろう。

9　地図情報システムを用いた分析

　以前ならば地図情報分析を行うには高額なソフトウェアと高度な知識が必要だったが、今日では近年のITの進歩によって比較的容易に行えるようになった。具体的には、Market Planner®（パスコ社）のような地図情報システム（GIS：Geographical Information System）を用いることで、各医療機関の受療圏域を傷病単位で分析することができる。

　例えば、ある病院の診療圏をDPC6桁＋手術の有無別に分析するとしよう。その場合、様式1データから表3-8を作成し、それをMarket Plannerに流し込めば、図3-14のような診療圏の図を作成することができる。さらに表3-8に紹介患者かどうか、紹介患者である場合には紹介元医療機関の名称と郵便番号（あるいは住所）を追加すれば、紹介の有無別の診療圏域や紹介元医療機関の分布を地図上で把握することが可能である。

　がん診療や脳卒中診療においては、地域連携パスの活用が今後さらに重要になると予想される。地域医療連携で有名な熊本市の例からも明らかなように、連携パスが機能するためには、連携できる医療機関が存在しており、そのような医療機関と信頼関係を築いてい

ることが前提となる。地図情報システムを用いた分析を行うことで、既存の紹介元施設・紹介先施設へのよりきめ細やかな対応が可能になると同時に、連携施設の新規開拓もより効率的に行うことが可能になるであろう。

表3-8　診療圏分析用データセットの例

患者ID	診療科コード	紹介の有無	性別	年齢	郵便番号
12356789	01	有	M	53	809-xxxx
12356790	03	有	M	67	804-xxxx
12356791	05	有	F	96	800-xxxx
12356792	01	有	F	65	802-xxxx
12356793	03	有	F	48	808-xxxx
12356794	02	有	M	34	800-xxxx
12356795	05	有	M	78	800-xxxx
12356796	11	有	M	54	807-xxxx
12356797	12	有	F	69	750-xxxx
12356798	05	無	F	32	807-xxxx
12356799	01	有	M	77	828-xxxx
12356800	03	無	F	60	828-xxxx
12356801	02	有	F	55	802-xxxx
12356802	04	有	F	67	808-xxxx
12356803	02	有	M	87	800-xxxx
12356804	12	無	F	45	800-xxxx
12356805	13	有	F	75	807-xxxx
12356806	14	無	F	65	750-xxxx
12356807	01	有	M	76	807-xxxx
12356808	02	有	M	49	828-xxxx
12356809	01	有	F	50	828-xxxx

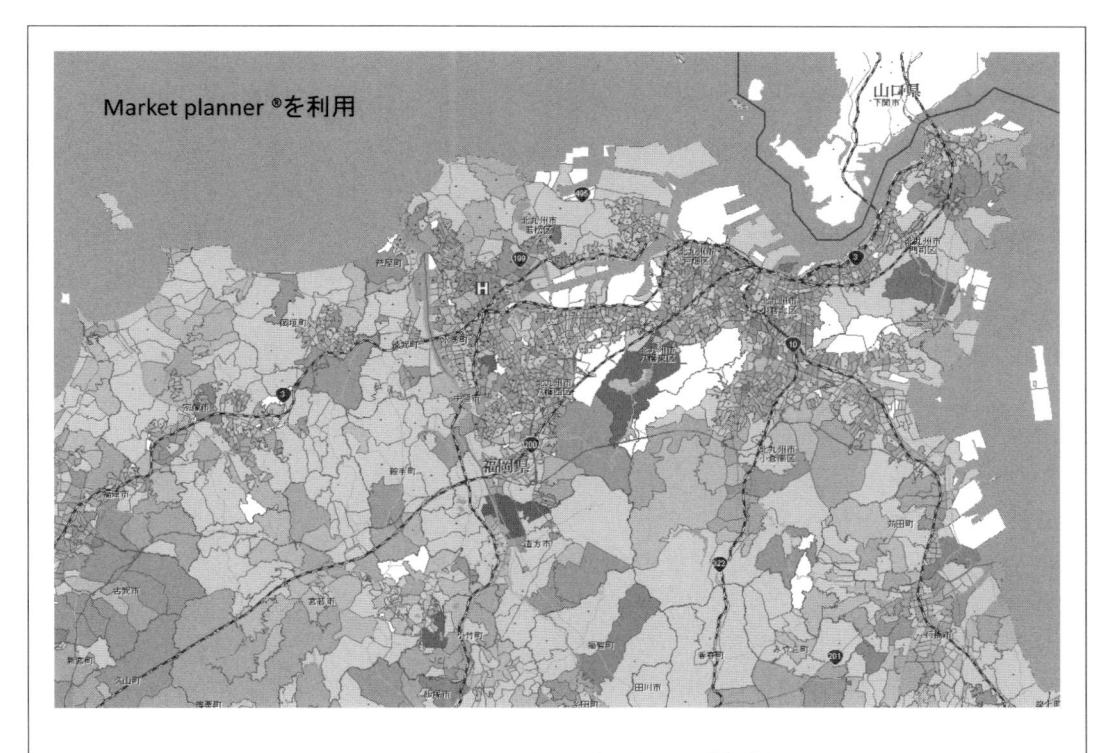

図3-14　DPCデータとリンクしたGIS分析の例

3 DPCデータのバランスト・スコアカードへの活用

1 バランスト・スコアカードの医療への応用

　近年、ビジネス界で注目されているマネジメント手法の1つにバランスト・スコアカードBalanced Score Card(BSC)がある。BSCは組織のビジョンと戦略を、財務・顧客・内部ビジネスプロセス・イノベーションと学習の4つの視点から具体的なアクションへと変換して計画・管理し、戦略の立案と実行を支援するとともに、戦略そのものも市場や環境の変化に合わせて柔軟に適合させるための経営戦略立案・実行評価のフレームワークである。

　BSCは1990(平成2)年、情報化社会に適合した新たな業績評価システムを検討するため、米国コンサルタント会社KPMGのリサーチ部門であるノーラン・ノートン研究所で行われた研究プロジェクトが起源となっている。この研究に参加したハーバード大学のロバート・S・キャプラン（Robert S. Kaplan）教授と経営コンサルタントのデビッド・P・ノートン（David P. Norton）博士によって体系化され、その成果がハーバード・ビジネス・レビュー誌に掲載されたことで注目されるようになった[19]。

　では、BSCにおけるバランスとは何か。BSCで設定される4つの視点のそれぞれの評価の次元は以下のようになっている。

・財務の視点→過去
・顧客の視点→外部
・内部業務プロセスの視点→内部
・イノベーションと学習の視点→将来

　簡単な例で説明しよう。例えば、コスト削減の一環として職員の研修費を削ったとする。確かにこれにより短期的には財務が改善するであろう。しかし、将来必要となる知識・技能の蓄積が行われなければ、組織の継続的な発展は期待できない。すなわち、短期的視点と長期的視点のバランスが必要となる。

　また業務改善の一環として、患者1人あたりの診察時間を短縮して単位時間あたりのサービス供給量を増やしたとしよう。このような内部業務プロセスの改善により短期的に

利益は増えるかもしれないが、そのような対応に患者が不満を感じるようになれば、中・長期的には利用者が減少してしまう可能性がある。すなわち、内部プロセスの視点と顧客（外部）の視点とのバランスが求められるのである。

BSCの4つの視点はそれぞれ独立しているのではなく、各指標間の因果関係に基づいて設定される。これにより短期的利益と長期的利益、組織全体の目標と部門目標、出資者・顧客・従業員等のステークホルダー（利害関係者）間のバランスを取りながら、統一的な戦略策定やその戦略と整合性のある実践が行われるようになる。

BSCの病院経営への応用は、アメリカにおいてその開発の初期から積極的に行われている。その詳細については荒井耕氏の著作が参考になる[20]。我が国でも日本医療バランスト・スコアカード研究会が設置され、その応用に関する実証的研究が進んでいる[21]。

病院を取り巻く社会経済状況の変化により、病院は医療の質の向上と財政の適正化という相容れない2つの目標の達成を求められている。BSCはこの難しい課題に取り組むためのツールとして非常に優れた手法なのである。

2 DPCデータの活用

一般にBSCは図3-15の過程で策定される[22]。病院経営で最も重要なものは理念である。理念は病院の使命であり、地域住民（顧客）に対する姿勢を示したものであり、職員の行動規範になる。その上で、病院の役割と目標を明確に（具体的に）示したものがビジョンとなる。目標が不明確だと「戦略＝具体的方法」は決まらない。

医療サービスを提供している組織の場合、一般企業における利益といった指標を組織の価値を評価する第一の指標としては採用しにくいであろう。しかも、「人の役に立つ仕事をしている」という意識の強い医療職を経済的指標のみで評価しようとすれば、おそらく組織に対する彼らの忠誠心は急速に減少してしまう。医療・介護の現場で働く専門職を駆り立てる「心理的ドライバー」は、やはり「病める人・困っている人の支えになっている」という使命感である。したがって、理念の明確化と共有は「非営利組織」である病院経営においては最も重要なのである。

BSCでは理念を中心において、病院の内部環境分析、外部環境分析を行う。例えば、図3-16のような主要診断群（MDC）別の患者数、医療圏内のシェアの分析を行う。患者数は自施設のサービス提供量という内部環境分析に、医療圏内シェアは自施設の医療圏内における位置づけという外部環境分析に相当する。このような分析は伏見清秀氏の開発したプログラムを用いることで、どの施設でも行うことができる[17]。

そして、このようなデータに基づいてビジョンの策定を行う。図3-17はその例を示したものである。データを参考にしながら、各部門で内部環境、外部環境に関する分析を行い、それをビジョン（目標）に落とし込んでいく。さらに図3-18に示したような3C分析

第3章　DPCデータを用いた病院マネジメント

を行う。3Cとは自施設Company、顧客Consumer、競合組織Competitorの3つの頭文字である。それぞれの特徴をできるだけ実証データに基づいて記述し、それをビジョンに反映させていく。

次いでSWOT分析を行う。自施設の強みStrength、弱みWeakness、機会Opportunity、脅威Threatの分析である。図3-19は整形外科の例を示したものである。それに基づいて、この4つの項目間で図3-20に示したようなクロス分析を行う。

このようにして戦略案を作成し、それをBSCの4つの視点のそれぞれに落とし込んでいく。例えば、「整形外科医は常勤で4名いる」という強み（S）と「地域の高齢化に伴い関節置換術件数が増加している」という機会（O）をクロスさせると、「紹介患者の増加による手術件数の増加」という戦略がみえてきて「内部プロセスの改善」というBSC上の視点になる。それを実現するための具体的な目標がKey Performance Indicator（KPI）として設定され、この指標を用いて進行管理や評価が行われることになる。これがスコアカードである。表3-9は整形外科部門における戦略案、BSC上の視点、KPIを例示したものである。

BSCは病院経営の有用なツールであると認識されながらも、我が国ではなかなかその活用が進んでいなかった。その理由は内部環境分析・外部環境分析を行うためのデータの入手が困難だったからである。DPCはこの情報環境を大きく変えた。例えば、厚生労働省が公開しているデータ、あるいは伏見清秀氏[17]や石川ベンジャミン光一氏[9]の著作を用いれば、自施設及び競合施設の地域における位置づけを知る分析（外部環境分析）が容易にできるようになったのである。さらに、藤森研司氏らの著作[12),13]を用いれば、内部環境についても詳細な分析ができるようになった。このような条件が整った今日、BSC

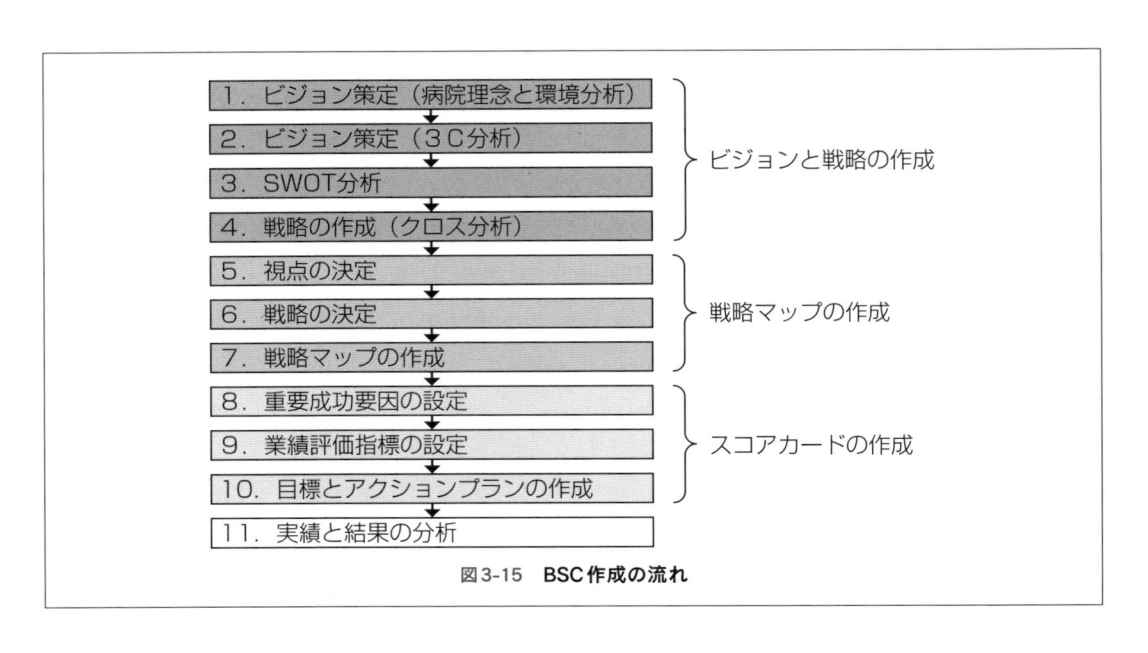

```
┌─ 1. ビジョン策定（病院理念と環境分析）─┐
│            ↓                          │
│ 2. ビジョン策定（3C分析）              │ ビジョンと戦略の作成
│            ↓                          │
│ 3. SWOT分析                            │
│            ↓                          │
│ 4. 戦略の作成（クロス分析）            │
├─ 5. 視点の決定 ─────────────────────┤
│            ↓                          │
│ 6. 戦略の決定                          │ 戦略マップの作成
│            ↓                          │
│ 7. 戦略マップの作成                    │
├─ 8. 重要成功要因の設定 ─────────────┤
│            ↓                          │
│ 9. 業績評価指標の設定                  │ スコアカードの作成
│            ↓                          │
│ 10. 目標とアクションプランの作成       │
│            ↓                          │
│ 11. 実績と結果の分析                   │
└───────────────────────────────────────┘
```

図3-15　BSC作成の流れ

は我が国の病院経営にとって基本的な分析ツールとして発展していくと考えられる。

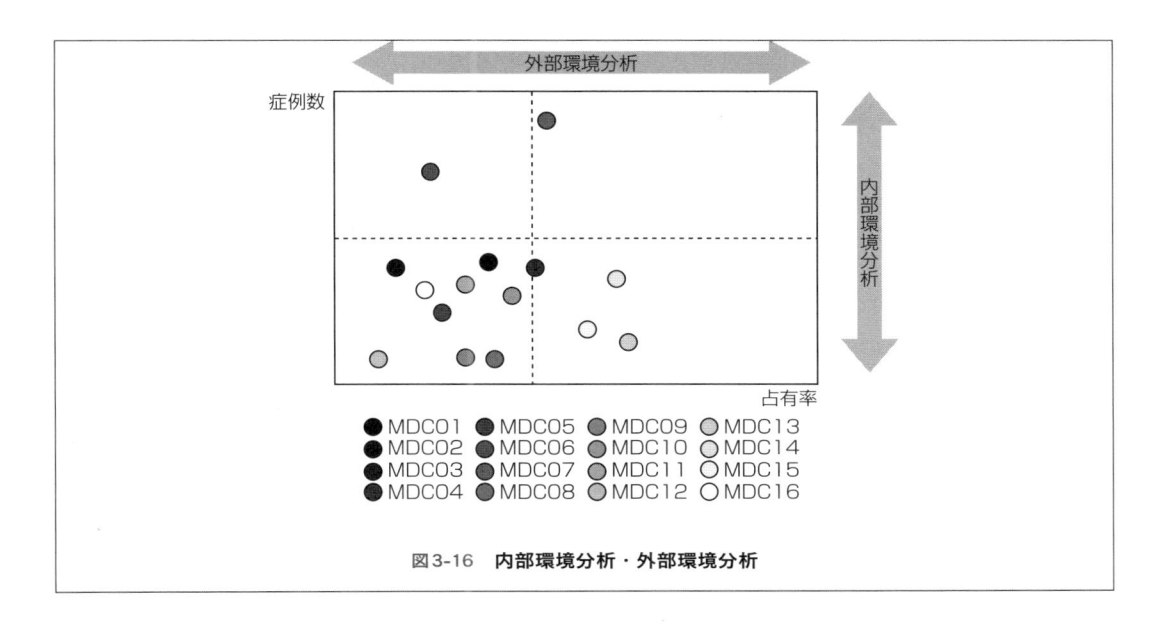

図3-16　内部環境分析・外部環境分析

図3-17　病院ビジョンの作成（病院理念と環境分析）

病院理念
生命の尊重と人類愛を基本とし、常に**医療水準の向上**に努め、**安心と信頼の医療**を提供します

外部環境
- 自治体の財政状況の悪化
- 高齢化に伴う慢性疾患の増加
  - 腫瘍
  - 循環器疾患
  - 脳血管障害
  - 筋骨格系疾患
- 新臨床研修後の医師派遣の停止
- 隣接する医療圏のK病院への患者流出
- 市民の医療安全に対する関心の増加

ビジョン
- 病診連携の促進による機能分化
  - 登録医制度の活用による外来の専門性の向上
  - 整形外科、消化器外科、婦人科、呼吸器科、泌尿器科領域における手術件数・専門検査件数の増加
- 健診機関との連携
- 救急部門の整備
- 若手医療職に選ばれる魅力ある病院
- 財務の健全化

内部環境
- 市民病院としてのブランド
- 地域開業医の信頼（OBが多い）
- 整形外科領域での知名度が高い
- 近隣の病院に比較して中央診療部門が充実
  - 2名の常勤麻酔医
  - 3名の常勤放射線科医（うち1名は治療医）
  - 1名の病理医
- 紹介率が低い
- 外来が多い

第3章　DPCデータを用いた病院マネジメント

3C：Company, Consumer, Competitor

顧客の特徴

- 患者の特徴
  - 市民病院としての認識から、紹介状なしの患者が多い
  - 休日夜間の救急部門利用者が多い（その多くは1次患者）
  - 手術患者のほとんどは紹介患者
- 勤務者の特徴
  - 医師はもともとはB大学からの派遣
  - 若手看護師の離職率が高い
  - 事務職の幹部は市からの出向、現場は委託業者と臨時職員
  - その他のコメディカルは常勤

自院の特徴

- 市民病院としてのブランド
- 地域開業医の信頼（OBが多い）
- 整形外科領域での知名度が高い
- 近隣の病院に比較して中央診療部門が充実している
  - 2名の常勤麻酔の医
  - 3名の常勤放射線科医（うち1名は治療医）
- 1名の病理医
- 紹介率が低い
- 外来が多い

ビジョン

- 病診連携の促進による機能分化
- 登録医制度の活用による外来の専門性の向上
- 整形外科、消化器外科、婦人科、呼吸器科、泌尿器科領域における手術件数・専門検査件数
- 健診機関との連携
- 救急部門の整備
- 若手医療職に選ばれる魅力ある病院
- 財務の健全化

競合他院の特徴

- 同一医療圏
  - C病院（公的）：急性期医療機関。非DPC対象病院。平均在院日数25日、病床利用率99.1%、慢性的赤字のため売却を検討…
- 隣接医療圏
  - K病院（民間）：急性期医療機関として全国的に有名。特定医局に依存せず全国から研修医が集まる。DPC対象病院。平均在院日数11日、病床利用率94.5%、年間手術件数8,621件、…

図3-18　病院ビジョンの作成（3C分析）

DPCデータのバランスト・スコアカードへの活用 ❸

強み（S）	弱み（W）
・4名の常勤整形外科医が脊椎・大関節領域で知名度が高い ・2名の常勤麻酔科医 ・3名の放射線科医 ・1名のリハビリテーション科医 ・7名の OT・PT	・整形外科医の数に比べて手術件数少ない ・他施設に比較して医療材料の使用量が多く、またばらつきが大きい ・他施設に比較して在院日数、特に術後日数が長く、またばらつきが大きい ・麻酔科・放射線科の派遣元であるB大学病院から派遣数削減の打診

機会（O）	脅威（T）
・高齢化に伴う脊椎・関節疾患患者の増加 ・介護保険制度改定に伴う介護予防健診の創設（潜在患者の掘り起こし） ・医療圏内に亜急性期―慢性期の医療を専門とする医療機関が多い（連携先が多い） ・医療圏内には当院以上に整形外科手術の能力がある施設がない	・隣接する医療圏のK病院への患者流出が増えている ・隣接する医療圏のK病院への臨床研修医の集中 ・インプラント等の特定保険医療材料の内外価格差解消による価格低下に伴う差益の減少 ・包括化の進行

図3-19　SWOT分析（整形外科領域）

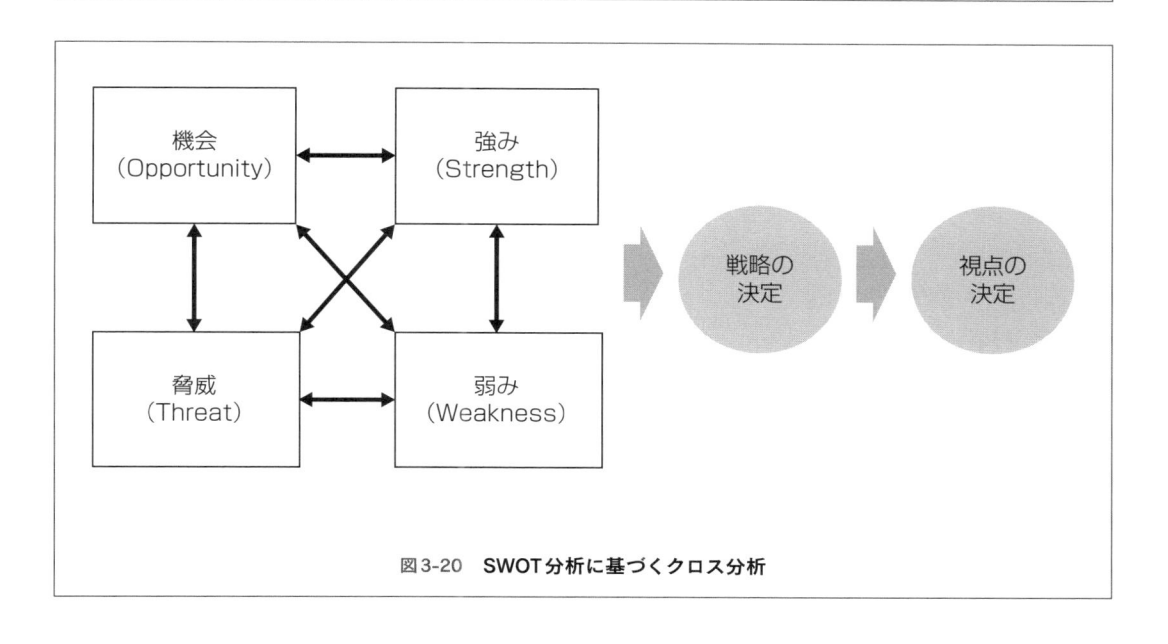

図3-20　SWOT分析に基づくクロス分析

表3-9　クロス分析・戦略立案・KPI設定

整形外科

採用されたSWOT		戦略案	選択された視点	KPI		
内部環境	外部環境			1	2	3
整形外科医は常勤で4名いる	地域の高齢化に伴い関節置換術件数が増加している	紹介患者の増加による手術件数の増加	業務プロセスの視点	紹介率の30％UP	間手術患者数を100例増やす	
整形外科医は常勤で4名いる	地域の患者が関節置換術を受けるために隣接するB医療圏に流出している	紹介患者の増加による手術件数の増加	業務プロセスの視点	紹介率の30％UP	間手術患者数を100例増やす	
整形外科手術症例のLOSが長い	B医療圏のC病院のLOSは約15日	CP導入による診療内容の見直し	業務プロセスの視点	整形外科CP数を10増やす	LOSを4日減少させる	
整形外科における医療材料費率が高い	DPC導入による包括化が進行している	CP導入による診療内容の見直し	財務の視点	整形外科CP数を10増やす	材料費率を30％削減する	
整形外科外来における再来患者が多い	医療計画における病診連携推進の促進	整形外科における登録医の増加とそれによる紹介・逆紹介の増加	顧客満足の視点	登録医を10増やす	外来患者数を30％減少	
整形外科における患者満足度が低い	HP等を通じた患者への情報提供が進んでいる（特にC病院）	患者用CPの作成と患者への説明の徹底	顧客満足の視点	整形外科CP数を10増やす	「不満」と回答する患者を5％以内にする	
手術室の稼働率が低い	他病院では手術室マネジメントの改善に積極的に取り組んでいる	先進医療施設の視察等に基づく改善案の策定	学習と成長の視点	院内研修会における先進事例報告	当院のシステムの改善案の策定と実行	手術室稼働率の20％向上

第4章
DPCと我が国の医療提供体制の今後

1 医療情報の標準化とDPC
2 医療計画とDPC
3 DPCの臨床研究への活用

医療情報の標準化とDPC

　第Ⅳ編ではDPCに基づく医療評価の基礎となる医療提供体制の今後について著者の見解を述べ、その中でDPCがどのような役割を果たすのかについて説明する。

　DPCの本質は医療情報の標準化と透明化であり、包括支払い方式への適用はその応用方法の1つにすぎない。しかし、DPCに経済的な意味づけがなされることで、DPCはこれからの医療サービス提供体制変革の方向性に大きな影響を持つであろう。

　医療の目的は患者の治療である上に、現在の社会経済的環境下では質の高い医療サービスを効率的に提供することが求められている。一般に、医療政策の目的は（狭義の）質、アクセス、コストとされるが、それら3つのうち同時にコントロールできるのは2つまでである。例えば、コスト制約を所与とした上で医療の質向上を図ろうとすればアクセスを制限することが必要となり、現在のアクセスレベルを維持したままで医療の質向上を目指すのであればコストを膨らませることが必要となる。このような難しいバランスを関係者が納得した上で達成するためには、客観的情報に基づいて合意形成を図るしかない。

　DPCが導入されたことで、我が国の急性期医療の内容は急速に可視化されつつある。今後、この可視化された情報に基づいて、医療提供体制の適正化（＝医療計画への活用）、医療の質向上（＝臨床研究の推進）が進むであろう。また、DPC制度に基づく急性期医療の提供体制の改革は、亜急性期や慢性期、外来といった医療の他の領域の見直しにも応用されることが予想される。そういう意味では、これから4年間ぐらいのDPC制度の展開が、将来の我が国の医療制度の方向性を決める大きな変革につながると思われる。本編では、DPCと我が国の医療提供体制の今後について筆者の見解を説明する。

1　医療の可視化プロジェクトとしてのDPC

　DPCは包括支払い方式の側面のみが強調されがちであるが、DPCが医療情報の標準化と可視化のツールだということはより重要である。我が国では医療の情報化が遅れているという批判のもと、多くの施設が電子カルテの導入を行ってきた。確かに電子カルテ導入により、内部的には情報の利活用（特に画像診断や検査データ）が容易になり、医療の質向上に大きな成果があった。

　しかしながら、他方で各施設が異なったフォーマットで電子カルテの開発・導入を行っ

たために、情報の共有が難しい状況も生じてしまっている。標準化の欠落はシステムのメンテナンスの個別対応を必要とするため、国全体でみると標準化されていないことによる無駄なコストは莫大なものになっている。

　DPCには様式1という簡易退院サマリとE/Fファイルという詳細プロセス情報が共通のフォーマットで収集されており、本書でも示しているように臨床研究を含めた種々の活用が可能となっている。現在、筆者の所属する研究班では傷病登録や多施設臨床研究への応用等に関する研究を積極的に行っており、DPCデータの臨床面での有用性（Usability）の認識は今後高まっていくと予想される。例えば、図4-1はDPCデータの傷病登録への応用について図示したものである。

　DPCでは電子レセプト化が100％の施設で行われている。DPCレセプト（コーディングデータファイルを含む）からDPC調査と同様のデータセットを作成するロジックはすでに藤森研司氏らによって開発されていることから[24]、将来的にはDPC電子レセプトを用いて、現在のDPC調査で行っている詳細分析もある程度は可能になる。また、藤森研司氏らはDPC以外の電子レセプトについても、DPC用のデータセットに展開する方法論を開発しており、DPC研究で蓄積されてきた医療情報分析の手法をレセプト全般に拡大することも可能なレベルになっている。

　さらに、レセプトベースで代替可能な統計調査を行うこともできる。患者調査や社会診療報酬行為別調査等がその例であろう。現在、これらの調査は莫大な費用をかけて別途行われているが、完全な電子レセプト化が実現すれば、レセプトベースで全数調査を行うことができる。しかも、調査から結果公表までの期間を現在より大幅に短縮できるため、よりタイムリーな政策提案や政策評価が可能となる。

　このように、DPC事業は今後の我が国の医療情報の可視化のひな形となるものであり、この視点からDPCの展開を考えることが必要である。

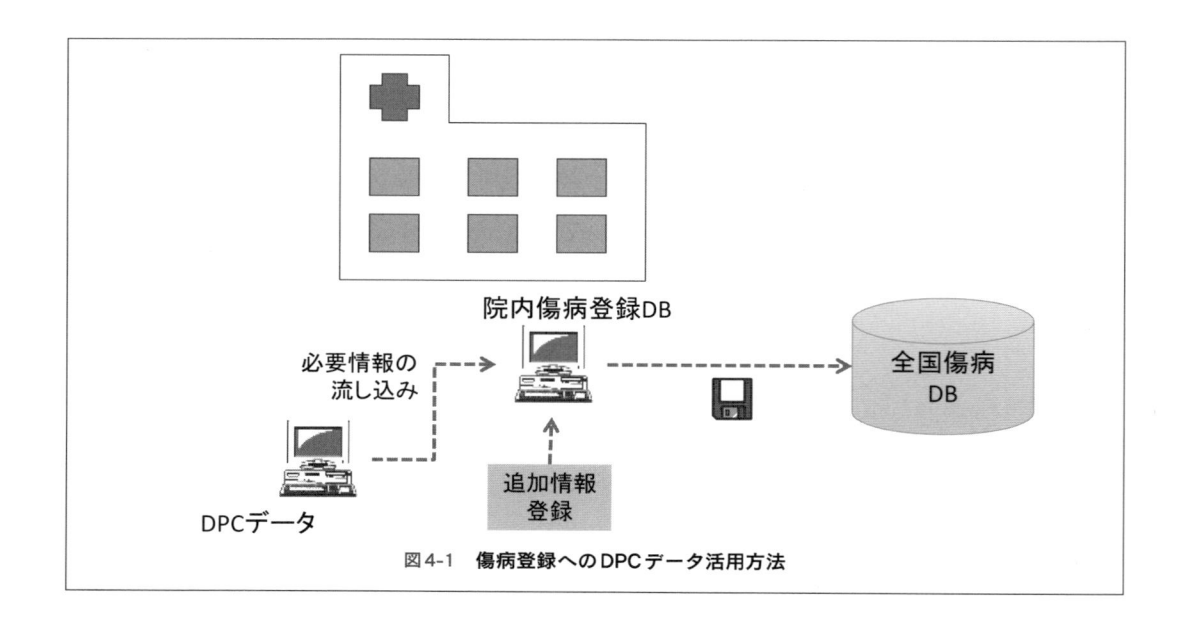

第4章 DPCと我が国の医療提供体制の今後

図4-1 傷病登録へのDPCデータ活用方法

2　DPC調査と請求の整合性向上の必要性

　DPCレセプトに関しては、現在DPC調査に関する事務作業との整合性、支払い側における審査業務の正確性及び効率性の向上の2つが課題となっている。

　第一の解決すべき課題は、大部分の施設では厚生労働省及び本研究班に提出されるデータ（様式1とE/Fファイル）の作成プロセスと診療報酬請求のプロセスが異なるために、事務作業が非効率的であることに加えて、調査提出データとレセプトデータが必ずしも一致しない場合が存在するという問題である。

　もちろん、コーディングには臨床的な判断が入るために、厚生労働省や研究班が提出されたデータから機械的にコーディングを行った結果と異なることはありうる。しかしながら、両者が極端に異なる事例について検討してみると、その大半は施設側のコーディングミスによるものであった。DPCは提出されるデータが正しいことを前提に設計されている制度であり、単にそれに基づいて支払いが行われるだけでなく、提出されたデータに基づいて分類の継続的な精緻化が行われる仕組みとなっている。また、将来的にDPC調査は通年化されることも予定されている。したがって、精度の高いDPCデータ及びDPC電子レセプトを効率的に作成するためには、統一的なシステムから2つのデータを出せるようにしなければならない。

　第二の解決すべき課題は、コーディングの妥当性をどのように評価するかという問題である。対象施設の拡大に伴い提出されるデータの精度、特にアップコーディングが問題となっており、DPC調査分科会でもヒアリング等が行われる状況となっている。その改善策として2008（平成20）年度からコーディングの根拠となった詳細情報（いわゆるコー

郵便はがき

101-8791

529

料金受取人払郵便

神田支店承認
2294

差出有効期間
平成24年4月
19日まで切手
はいりません

（受取人）
東京都千代田区神田岩本町
四—一四
神田平成ビル

株式会社 **日本医療企画**

営業本部　行

フリガナ
お名前

　　　　　　　　　　　　　（男・女）　年齢　　　歳

ご住所　　　　　　　　　（〒　　　　　　　　）

　　　　　　　　　　　　お電話　（　　）
e-mail：　　　　　　　　ＦＡＸ　（　　）

ご購入書店名　　　　　　市・区・町　　　　　　書店

| □ **日本医療企画発行図書目録希望** | ●ご希望の方には無料で郵送いたしますので、□欄に✓印をしてください |

医療経営士テキスト＿＿＿級　第＿＿＿巻　　　□一般講座　□専門講座

※上記に「級」と「巻」をご記入ください
※中級については「一般講座」「専門講座」のいずれかにチェックを入れてください

『医療経営士テキスト』ご愛読者カード

★ご購読ありがとうございました。今後の出版企画の参考にさせていただきますので、ご記入のうえ、ご投函くださいますようお願いいたします。

● 本テキストを何でお知りになりましたか
1. マスコミの記事を見て（新聞・雑誌名　　　　　　　　　　　　　　　　　　　）
2. 広告を見て（新聞・雑誌名　　　　　　　　　　　　　　　　　　　　　　　）
3. インターネットで（サイト名　　　　　　　　　　　　　　　　　　　　　　）
4. 店頭で実物を見て
5. DMで　6. その他（　　　　　　　　　　　　　　　　　　　　　　　　　）

● あなたのご職業をお知らせください（お勤め先・役職等できるだけ詳しく）

□欄に✓印をしてください
□医療機関管理者　□医療機関職員　□製薬　□卸　□コンサルティング
□金融機関　　　　□医療関連企業　□研究者　□学生
お勤め先（　　　　　　　　　　　　　　）役職（　　　　　　　　　　　　）

● 本テキストの内容等についてどう思われましたか
1. とても使いやすい　2. まあまあ使いやすい　3. 使いにくい

● 医療経営士養成講座を開催したら受講したいですか
1. 受講したい　2. 受講したくない

上記の質問に「1. 受講したい」と回答した方にうかがいます
・養成講座について
1. 通学なら受講したい　2. 通信なら受講したい

上記の質問に「2. 通信なら受講したい」と回答した方にうかがいます
1. e-ラーニングで学びたい　2. DVD教材で学びたい
・養成講座開催の情報について
1. e-mailで受け取りたい　2. FAXで受け取りたい　3. 郵便で受け取りたい

● 弊社発行の『医療経営士ニュース』（無料）についてうかがいます
□購読を希望する　□購読を希望しない

● その他、本テキストをご覧になったご意見・ご感想をお聞かせください
・・

● 本テキストシリーズで学習したいテーマはありますか
・・

ご協力ありがとうございました。本カードにより取得したお名前、電話番号等の個人情報については、本目的以外での利用及び無断での第三者への開示は一切いたしません。
※なお、当社から各種ご案内（新刊・イベント）、読者調査等のご協力のお願いに使用させていただいてもよろしいですか。
□ Yes　□ No
☆弊社ホームページ　　　　　　　　　http://www.jmp.co.jp
☆医療経営士養成講座ホームページ　　http://www.jmp.co.jp/mm/

医療情報の標準化とDPC **1**

ディングデータファイル：CDファイル）を別途提出することとなった。しかし、この情報に基づいて効率的に審査を行うことは、現行の運用方法を前提とする限りかなり難しい。

筆者の所属する研究班では、**図4-2**に示したような電子レセプト作成の運用を提案している。基本は現在のDPC調査で作成している様式1＋D/E/Fファイルである。ただし、様式1にはレセプト請求に必要な情報と分類の見直しに必要な情報が混在しているため、これを分割して診療報酬の請求に必要な情報のみをD/F/Rファイルに含める。Rファイルとは、現在DPC対象施設で作成しているDファイルとFファイルを基本として、これに請求に必要な情報を記録したファイルである。診療報酬請求に必要な個人識別情報は厚生労働省調査では不必要なものであることから、調査用ファイル（様式1＋D/E/Fファイル）からは除外する。これにより個人情報の保護を強化することができる。

以上のような運用体制とすることで、厚生労働省DPC調査と診療報酬請求のそれぞれに対応した整合性のある業務を行えるようになり、各施設における情報関連コストを軽減することが可能になる。DPCに関しては、IT系の仕様も含めて施設側が受身にまわっているように思われる。制度の質向上のためには、現場からの改善提案が不可欠である。望ましいシステムのありかたに関する現場からの情報発信が求められている。

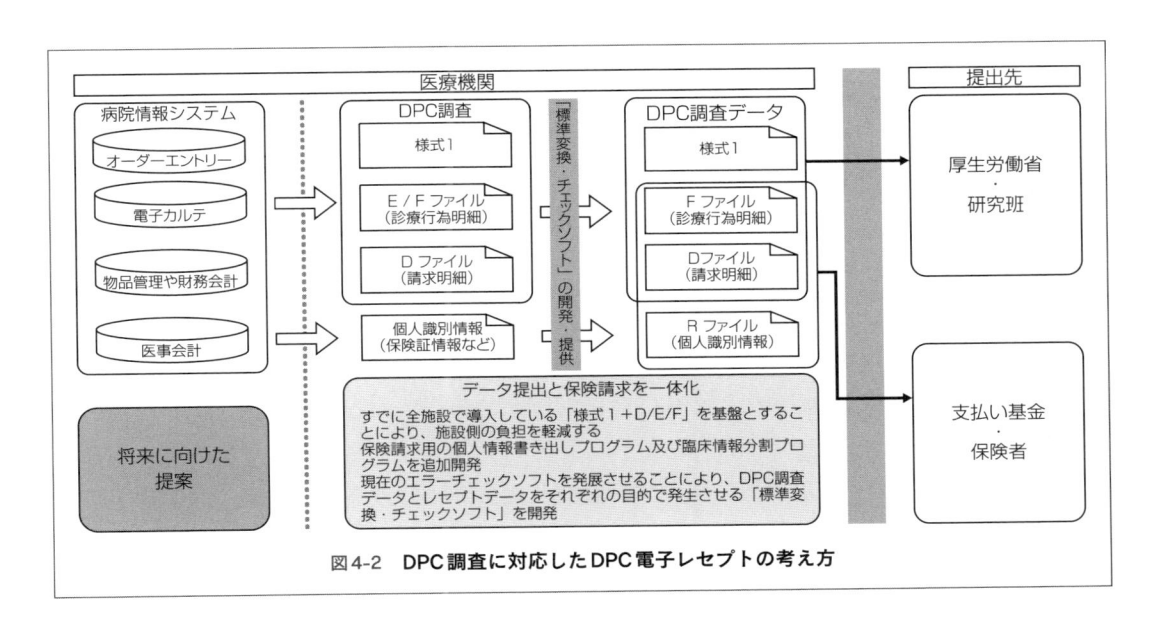

図4-2　DPC調査に対応したDPC電子レセプトの考え方

第4章　DPCと我が国の医療提供体制の今後

② 医療計画とDPC

1 医療計画の現状と課題

　DPC情報の活用に関しては、個々の病院レベルでの経営分析や医療の質に関する分析が中心となりがちである。しかしながら、DPCの導入によって急性期入院医療に関する情報が標準化されたことで、地域単位での活用も可能になっていることは重要である。先述したように、厚生労働省から公開されているDPC退院患者データ（図3-9）や伏見清秀氏の患者調査へのDPC活用データ（図3-11）を用いることで、地域の傷病構造の把握と自施設の地域における位置づけの評価が可能になったのである。

　我が国の医療提供体制においては、医療資源の少なさが問題となっているが、加えて資源配分の不適切性の解消も課題である。完全なものではないが、DPCデータは自施設の地域医療において果たしている役割を、他施設との比較の上で客観的に評価するための情報源となる。現在の急性期病院の医療職の厳しい労働条件を考えると、ただでさえ十分ではない医療資源に無意味な競争をさせて消耗させることは決して望ましいことではない。自施設・他施設の強みと弱みを踏まえて機能分化をし、パートナーシップの上に医療機能をつくることが求められる。

　図4-3は、人口規模と構造及び都市機能が類似した2つの医療圏における狭心症のPCI（050050）について、医療機関別の症例数を比較したものである。医療機関間の機能分化が進んでいるA医療圏が半年で625件の症例があるのに対し、医療機関間の機能分化が進んでいないB医療圏では264件の症例しかない。ここで、B医療圏は国内でも有数の医師密度の高い地域であることに注意する必要がある。医療機能が広く薄く分散している状況は、個別の医療機関の医師の労働量が多いのにもかかわらず、全体としてはアウトプットが少ない非効率的なシステムになる傾向がある。

　機能の集約化は、それが行き過ぎてしまうと住民の医療機関へのアクセスという点で問題が生じうる。このような問題を回避しながら、医療機能の集約と施設間連携を進めていくためには、客観的な情報に基づく関係者の話し合いによって医療の資源配分を決めていくしか方法はない。DPCはそのための貴重な情報源になるのである。

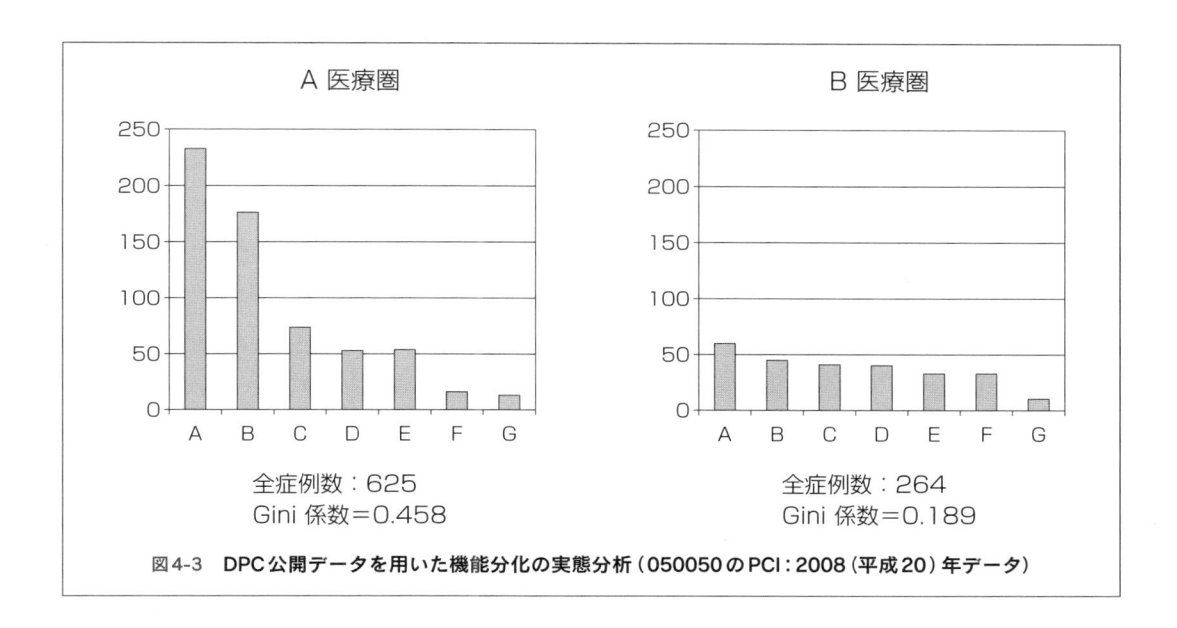

図4-3　DPC公開データを用いた機能分化の実態分析（050050のPCI：2008（平成20）年データ）

2　DPCと4疾病5事業

　第5次医療法改正に伴う医療計画の見直しでは、各都道府県においていわゆる4疾病5事業の充実とその実行性を高めるための医療機関別のデータを公開することが示されている。4疾病5事業とは脳卒中、がん、心筋梗塞、糖尿病、救急医療、小児救急医療、周産期医療、へき地医療、災害医療であるが、このうち脳卒中、がん、心筋梗塞、救急医療、小児救急医療、周産期医療はDPC調査で収集している全国の約1,600施設の急性期入院患者のデータを用いることで評価することができる。

　例えば、表4-1は福岡県における脳卒中、心筋梗塞、がんの施設別件数を示したものであるが、これを地図に展開すれば特定の傷病に関する圏域内の医療機関の診療状況を可視化することが可能となる。また、このような分析を救急、あるいは放射線治療について行うことで、地域別の当該医療へのアクセスのしやすさを分析することができる。

　図4-4は、石川ベンジャミン光一氏が福岡県を例にDPC調査参加施設へのアクセス時間の分析を行った結果である。今後このような分析を傷病別あるいは救急や放射線治療等について行うことで、医療資源の地域配分における問題点をより明確な形で示したり、Market Planner® 等のGISソフトに実装されている機能を用いれば、医療機能の地域配置を変えた場合に地域住民のアクセス時間がどのように変化するかについて検討することも可能となる。このような分析は我が国の医療計画の質を根本的に変えるものと考えられる。各施設においても自ら分析を行い、将来の環境変化に対応できるよう準備しておく必要がある。

第4章 DPCと我が国の医療提供体制の今後

表4-1 DPC公開データを用いた各施設の4疾病5事業への対応状況の分析

福岡県(40):4疾病のTop10病院リスト

注:手術・処置2の組み合わせは分類で10症例以上のものを合算

がんTop10病院リスト

順位	病院コード	病院名	症例数	延日数	症例/月	病床数	DPC6数
1	YA0075	九州大学病院	3,384	66,049	5640	360.9	40
2	YA1364	独立行政法人国立病院機構九州がんセンター	2,691	56,984	4485	311.4	20
3	YA0138	独立行政法人国立病院機構九州医療センター	2,269	32,013	378.2	174.9	30
4	YA0073	久留米大学病院	2,147	51,685	357.8	282.4	34
5	YA0137	飯塚病院	1,780	28,244	296.7	154.3	31
6	YA1361	北九州市立医療センター	1,747	37,908	291.2	207.1	22
7	YA0257	九州厚生年金病院	1,670	25,586	278.3	139.8	
8	YA0072	福岡大学病院	1,558	32,585	259.7	178.1	29
9	YA0074	産業医科大学病院	1,418	27,940	236.3	152.7	30
10	YA0252	国家公務員共済組合連合会浜の町病院	1,403	20.780	233.8	113.6	19

脳卒中Top10病院リスト

順位	病院コード	病院名	症例数	延日数	症例/月	病床数	DPC6数
1	YA0137	独立行政法人国立病院機構九州医療センター	605	6,464	100.8	35.3	2
2	YA1365	社会福祉法人■■財団済生会支部福岡県済生会八幡総合病院	414	8,569	69.0	46.8	3
3	YA1362	社会保険小倉記念病院	401	5,837	66.8	31.9	2
4	YA0672	医療法人徳洲会福岡徳洲会病院	294	9,798	49.0	53.5	3
5	YA0135	医療法人■■聖母会聖マリア病院	289	7,116	48.2	38.9	3
6	YA0253	福岡県済生会福岡総合病院	239	3,581	39.8	19.6	3
7	YA0255	医療法人天神会新古賀病院	239	3,154	39.8	17.2	3
8	YA0137	飯塚病院	210	4,627	35.0	25.3	3
9	YA0355	医療法人社■邦会高木病院	205	4,955	34.2	27.1	2
10	YA0664	福岡和白病院	200	4,136	33.3	22.6	3

急性心筋梗塞Top10病院リスト

順位	病院コード	病院名	症例数	延日数	症例/月	病床数	DPC6数
1	YA1362	社会保険小倉記念病院	2,423	15,529	403.8	73.9	2
2	YA0672	医療法人徳洲会福岡徳洲会病院	683	7,147	113.5	39.1	2
3	YA0255	医療法人天神会新古賀病院	491	4,933	81.8	27.0	2
4	YA0253	福岡県済生会福岡総合病院	417	2,055	69.5	11.2	2
5	YA0664	福岡和白病院	400	3,936	66.7	21.5	2
6	YA0138	独立行政法人国立病院機構九州医療センター	395	3,205	65.8	17.5	2
7	YA0073	久留米大学病院	309	5,514	51.5	30.1	2
8	YA0072	福岡大学病院	309	3,762	51.5	20.6	2
9	YA0135	医療法人■■聖母会聖マリア病院	285	2,432	47.5	13.3	2
10	YA0257	九州厚生年金病院	282	2,520	47.0	13.8	2

出典:石川B光一

医療計画と DPC ❷

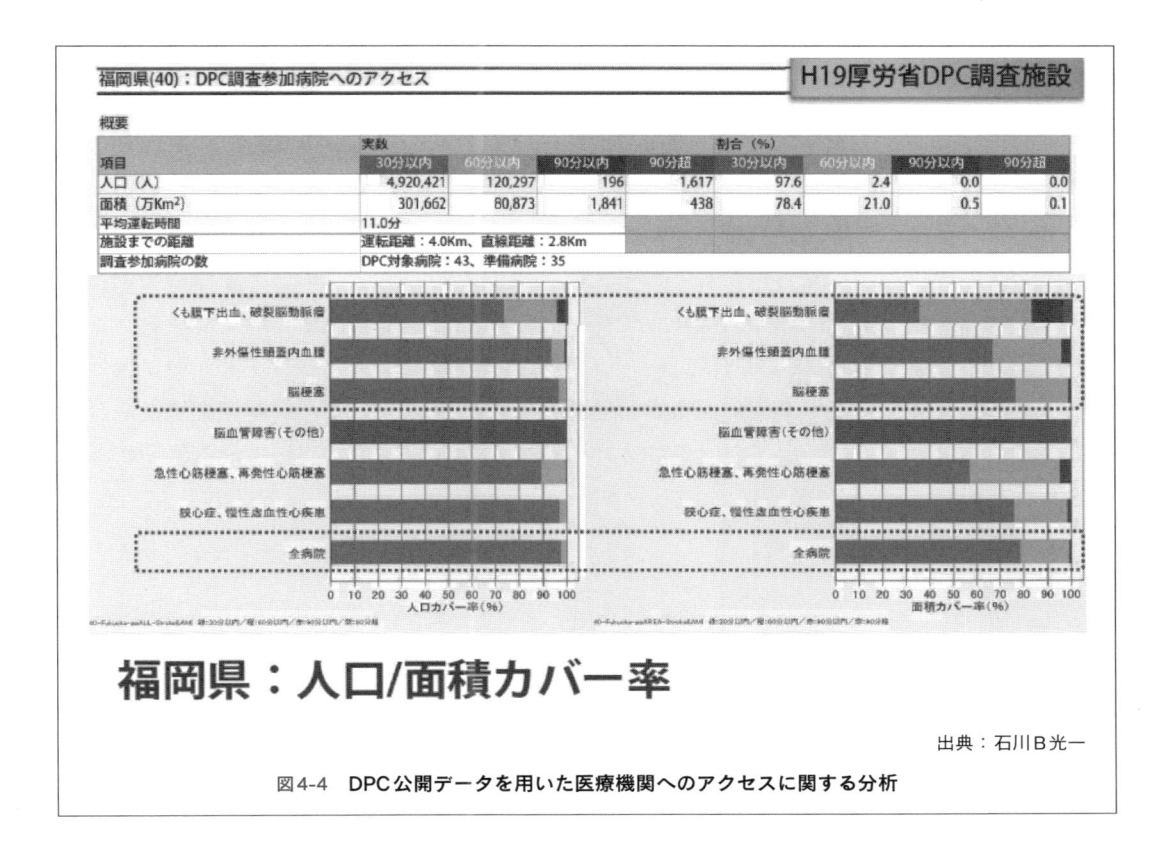

図4-4　DPC公開データを用いた医療機関へのアクセスに関する分析

3　一般病床におけるケアミックス化

　DPC対象施設の関係者から、「DPC制度が導入されて在院日数を短縮した結果、病床利用率が低下して収入が減少してしまった。どうしたらよいか」という質問を受けることがある。問題の本質は「在院日数の短縮」ではない。当該施設の提供しているサービスのニーズが地域にないために、需給バランスのミスマッチが生じているのである。

　他方で、別のDPC対象施設の関係者からは、「地域の受け入れ施設が不足しているために、急性期治療の終わった患者の受け入れ先がなく、在院日数を延ばさざるを得ない」という相談を受けることもある。

　伏見清秀氏は患者調査の個票データにDPCのロジックを適用して、回復期リハビリテーション病床の必要数を医療圏ごとに推計しているが、いずれの地域でも大幅に不足していることを報告している[17]。例えば図4-5は、静岡県の各医療圏の推計結果を示したものであるが、全国の急性期病院でも同様に受け入れ先の不足という問題が起きている。

　なぜリハビリテーション病床の整備が進まないのであろうか。診療報酬上での評価のありかたや、認可条件等が阻害要因としてしばしば指摘されるが、筆者はそれ以上に医療者の意識の問題が大きいと考える。すなわち、医療としては急性期医療が上位にあり、亜急

第4章　DPCと我が国の医療提供体制の今後

性期、慢性期となるにつれて、医療の「格」が下がっていくという意識である。
　しかしながら、医療技術が進歩した結果として、脳梗塞やがん、心筋梗塞等の傷病の場合、いわゆる急性期は数か月で、そのあとに長いPost Acuteの時期がある。急性期医療が一段落した後も傷病及びその後遺症を持ったまま生きていかなくてはならない患者が増加しているということを考えれば、これまでのような急性期医療中心の認識では、いずれ我が国の医療提供体制は立ち行かなくなる。医療提供体制の構造改革が必要なのである。
　このような動向の中で、病床数適正化で生じうる余剰病床を回復期リハビリテーション病棟や亜急性期病床に転換するという、「一般病床におけるケアミックス化」が今後地域のニーズに応えるためにも必要になると予想される。全国比較して、効率性指数、複雑性指数がともに低い施設については、このような機能転換について検討してみる価値があると思われる。

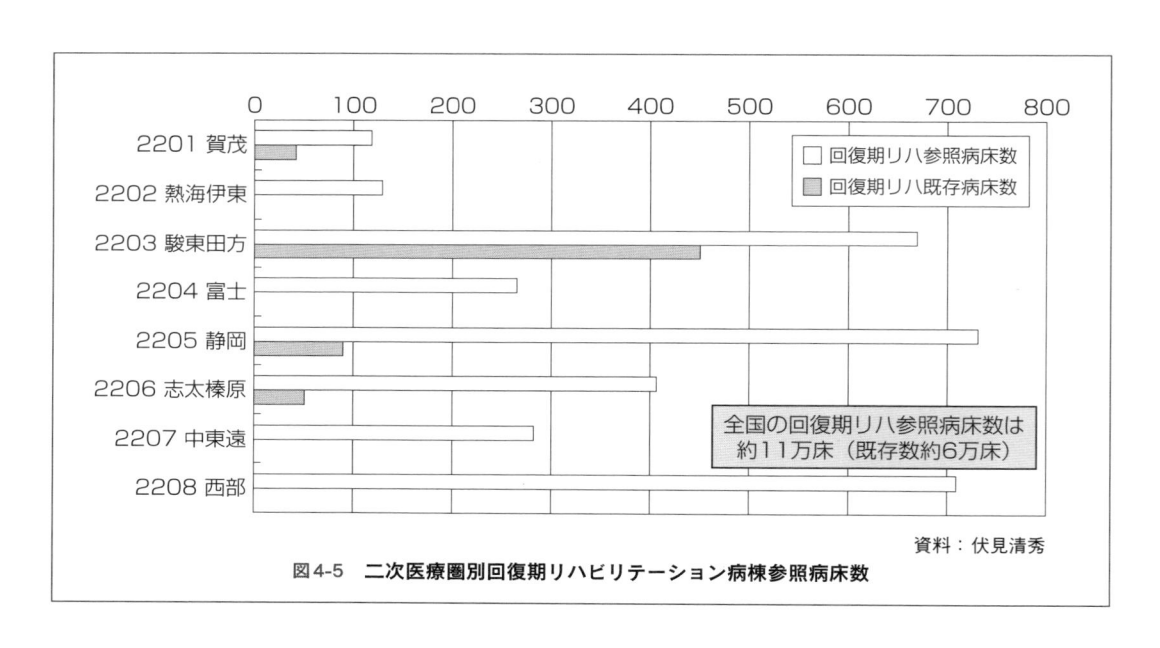

図4-5　二次医療圏別回復期リハビリテーション病棟参照病床数

資料：伏見清秀

3 DPCの臨床研究への活用

1 医療の質向上のための臨床研究の重要性

　質の高い医療を実現していくためには、傷病の発生状況を把握した上で、治療内容や転帰について継続的に検証していくことが必要である。この目的を達成するために、我が国では学会が中心となって各種の傷病登録が行われている。その代表的なものとしては、島根大学付属病院長小林祥泰教授らによる脳卒中データバンクがある[26]。

　しかしながら、脳卒中データバンクのような成功事例は必ずしも多くはなく、その他の傷病登録事業においては、要求される情報が詳細であるために思うように登録数が増えないという問題も生じている。情報を提供する医師としては、結果の迅速なフィードバックを希望しているが、そのような運用は難しいのが現状であり、そのことが現場の医師の不満要因のひとつとなっている。脳卒中データバンクについても、入力ソフトの提供に加えて運用面でも病院のデータベースとして使えるよう工夫されているものの、参加施設数を増やすことが課題であると指摘されている[27]。

　ここでDPCデータについて考えてみると、我が国では2010（平成22）年度に1,600以上の急性期病院がDPCでデータを作成している。これは我が国の急性期入院症例の80％以上をカバーしていると考えられる。様式1には傷病名、性・年齢等の基本属性、在院日数、入院経路、退院時転帰等の基本情報が記載されており、学会が中心となって厚生労働省のDPC調査に合わせて様式1を収集し、それを集計すれば速報的な傷病登録とそのフィードバックを行うことができる。さらに詳細な情報を後日登録すれば、多施設大規模臨床研究のためのより精度の高い傷病登録データベースにすることもできる。

　DPCは包括支払いのツールとして議論されることが多いが、開発に携わってきた筆者らの目的はあくまで医療情報の標準化であり、標準化された情報に基づく医療評価こそがDPCの最も重要な役割である。もちろん、DPCデータを臨床研究に活用するためには現在の様式1の内容やデータの収集及び活用体制等の検討すべき課題も多い。

　DPCの臨床研究への応用は制度の基本となるデータの質向上のためにも重要である。なぜならば、臨床医がDPCの持つ可能性に気づき、それを積極的に活用することで、情報の発生源における情報の質向上が促進されるからである。このような活用が行われなければ、データの質が保証されず、また医療行為そのものが経済的動機でゆがめられてしま

第4章　DPCと我が国の医療提供体制の今後

い、国民の望む質の高い医療の実現につながらない可能性がある。急性期病院に勤務する医師の臨床の質に対する関心は高い。マネジメント部門が評価のための情報基盤を整備することは、自施設の医療の質向上に取り組むよう医師を積極的に参画させるためにも重要であることを強調しておきたい。

2　DPCを用いた臨床研究の例

(1) DPCデータを用いた脳梗塞急性期リハビリテーションの有効性の検討

　かつては脳梗塞急性期は絶対安静が推奨され、リハビリテーションは症状が落ち着いてから行うという認識が一般的であった。例えば、筆者らが2003（平成15）年度のデータを分析した結果では、脳梗塞症例の10％程度しか入院中にリハビリテーションを受けていなかった[24]。

　しかしながら、脳卒中治療ガイドラインに示されているように、脳梗塞の急性期入院治療における早期リハビリテーションの有効性が認識され、現在では一般的な治療として行われている。入院早期からのリハビリテーションは廃用症候群の予防、ADL改善、社会復帰率の向上、死亡率の低下等に効果があることがこれまでの研究でも明らかにされている[28)-29)-30]。

　そこで筆者らは、2008（平成20）年度に厚生労働科学研究費研究事業「包括払い方式が医療経済及び医療提供体制に及ぼす影響に関する研究」に参加した855病院から収集したDPCデータから脳梗塞患者70,828例を抽出し、そのうちリハビリテーションの分析に必要なデータが入力されている38,974例について、リハビリテーションの実施状況及びそのADL改善に対する効果を検証した。

　入院中にリハビリテーションを受けた患者は18,613例（47.8％）であった。表4-2はリハビリテーションの有無別のADL（DPC調査ではBarthal Index：BIが記録されている）の状況である。入院前、リハビリテーションあり群でBIは有意に低かった。

　また、入院前後におけるBIの改善度はリハビリテーションあり群で有意に大きくなっていた。また表4-3は急性期リハビリテーションの効果について、入院期間中のADLの改善度を目的変数として多変量解析を行った結果を示したものである。女性は男性より改善度が低く、年齢が高い患者及び入院時のBIが高い患者、そして在院日数の長い患者は改善度が低かった。リハビリテーションについてみると、リハビリテーション実施日数が長いほど、そして入院後の開始日が早いほどBIの改善度が高くなっていた。さらに、ケアミックス病院ではそれ以外に比較して改善度が高かった。

　以上の結果は、脳梗塞治療における急性期リハビリテーションの有効性を傍証するものである。今後「臨床の質向上」のインセンティブになるように機能係数の精緻化を行うの

であれば、急性期リハビリテーションの実施状況は検討対象の1つになる。近い将来「脳卒中基本法（仮称）」が制定されると考えられるが、その中で規定されている包括的脳卒中センターの要件としても、急性期リハビリテーションの実施とそのアウトカム評価の公開は重要である。

表4-2 DPCデータを用いた臨床研究例（1）脳梗塞におけるリハビリテーションの実施状況

	リハ有無	N	平均値	標準偏差	p値*
BI前	リハなし	20,361	63.5	40.9	
	リハあり	18,613	46.7	39.9	<0.0001
BI後	リハなし	20,361	78.2	36.5	
	リハあり	18,613	67.8	38.6	<0.0001
BI変化	リハなし	20,361	14.6	29.3	
	リハあり	18,613	21.1	33.0	<0.0001

＊：t検定

表4-3 DPCデータを用いた臨床研究例（2）脳梗塞におけるリハビリテーションの効果に関する検討

	非標準化係数		標準化係数	t値	有意確率
	B	標準誤差	ベータ		
（定数）	104.480	2.060		50.712	0.000
sex	−3.585	0.610	−0.053	−5.875	0.000
入院時年齢	−0.594	0.026	−0.210	−22.951	0.000
BI前	−0.516	0.008	−0.609	−66.252	0.000
リハ日数	0.070	0.033	0.036	2.137	0.033
リハ開始日	−0.291	0.095	−0.029	−3.072	0.002
入院日数	−0.335	0.033	−0.179	−10.238	0.000
ケアミックス	2.081	0.943	0.019	2.206	0.027

従属変数：Barthel Index変化（退院時−入院時）
説明変数：SEX 0=男、1=女
　　　　　BI前入院時のBarthel Index
　　　　　ケアミックス0=ケアミックス以外、1=ケアミックス

（2）がん患者に対するうつ治療の現状分析

　がん医療においては、抑うつや不安等に対する精神科的ケアの重要性が高い。しかしながら、がん診療の入口となる急性期入院医療の現場で、精神科的ケアがどの程度行われているかは明らかでない。そこで、現在急性期病院を対象に行われているDPC調査のデータをもとに、がん医療における精神科医療の状況を分析し、今後のあり方を考究することを試みた。
　使用した資料は、前項でも用いた「包括払い方式が医療経済及び医療提供体制に及ぼす

影響に関する研究」のDPCデータから収集した乳房の悪性腫瘍（090010）で、分析に必要な必須項目の入力に問題のない36,047例（女性症例のみ）を抽出し、併存症・続発症としてのうつ関連疾患（ICD10でF3、F4）の発生状況を分析した。

分析結果をみると、F3、F4の記載割合はともに1.8％で、年齢階級別では30〜39歳で最も高かった（F3：3.1％、F4：2.6％）。手術と化学療法の組み合せ別にF3とF4の出現割合をみると、手術なし群では化学療法「なし群」で「あり群」より有意にF3の出現割合が高く（3.6％と1.7％；$p<0.001$）、手術あり群では化学療法「あり群」が「なし群」より有意にF3の出現割合が高く（3.1％と1.4％；$p<0.001$）、またF4の出現割合も有意に高かった（2.6％と1.2％；$p<0.001$）。

精神科的治療の内容の分析結果では、F3の記載のある症例の19.6％で抗うつ剤による治療、9.8％で精神科専門療法、0.9％で緩和ケアが行われているにすぎなかった。

以上より、我が国の急性期入院医療においては、がん患者のうつに対して十分な精神科的対応が行われていないことが示唆された。小野村健太郎氏らによって北九州市近郊で定期的に開催されている「患者塾」では、医師をはじめとする医療職が住民や患者の疑問や質問に答えるという試みを行っている。2009（平成21）年に産業医科大学で開催された患者塾では、がんと診断された患者から「急性期病院では心のケアをしてくれない」という批判的意見が寄せられた。

がん患者のうつ関連症状が適切に治療されていない原因として、がん治療を行う医師が「がん診療においてうつ状態になるのは自然なことであり、体系的に治療することのメリットは少ない」と誤って認識していることをEndicottは指摘している[31]。しかしながら、がん患者の「うつ」の積極的な治療は、がん患者の生活の質（QOL）の向上に役立つことが種々の研究によって明らかにされている[32]。

したがって、医療の質向上という観点からも、急性期病院におけるリエゾン精神医療の重要性は高く評価されるべきであり、現行の出来高評価に加えて、その体制を機能係数で新たに評価するということがあってもよいのかもしれない。今後のさらなる研究課題であると考えられる。

おわりに

　筆者がDPCの開発とその応用のための研究に携わってすでに10年が経過した。筆者が診断群分類の実務に携わったのは今から20年前、1991年にフランスで公衆衛生監督医候補生（我が国でいえば医系技官の見習い）として研修を受けていた時である。当時、フランスではDRGの一般化のために民間病院での基礎データの収集が行われており、筆者が配属されたイユエビレンヌ県（ブルターニュ地方の首都レンヌのある県）がそのモデル地域になっていた。

　県内の急性期病院をまわって、カルテから基本情報をMinimum Data Set（我が国の様式1に相当）に転記し、それを県の社会保険局に持ち帰ってコンピュータに入力するという作業を延々と続けていたことを懐かしく思い出す。個人主義の強いフランスでDRGのような仕組みはうまくいかないというのが当時の筆者の予想であったが、今日ではフランスはヨーロッパでDRGの導入に最も成功した国のひとつとして評価されている。その成功の要因は何であったのだろうか。

　フランスがDRG導入に成功したのは、病院の情報システムの構築を強力に推し進めたこと、DRGをPPS（Prospective Payment System）として直接支払いに結びつけるのではなく、総額予算制における各施設のパフォーマンス評価（広義の病院管理指標）に用いたことが重要であるとされている。すなわち、医療情報を標準化し、それに基づいてミクロ・マクロの両面で医療を「マネジメント」していくための環境づくりが主目的であったことが重要なのである。

　この背景としては、ヨーロッパにおける消費者運動の高まりに伴って、医療機関もサービスの質に対して説明責任を求められるようになったことがある。すなわち、それまでの医療費削減政策ではなく、医療の質を保証するための医療費の適正化が医療政策の目標となったのである。

　筆者らのDPC開発は、このフランスにおける展開過程を参考にしている。DPCは包括支払い方式のツールとして語られることが多いが、筆者らの目的はマネジメントのためのツールとしてDPCを開発することであった。この意味でも2010（平成22）年度の見直しで地域医療指数が導入されたことの意義は大きい。地域医療という大きな枠組みでDPCに基づくマネジメントを行うための環境が整いつつある。DPCに関しては個別患者（あるいは個別DPC）の収支分析に一喜一憂する議論が多いが、それだけでは医療経営は成り立たなくなるであろう。地域医療における自施設の位置づけを明確にし、それを経営戦略に展開できる力を持ったマネジメント職が求められているのである。しかも、医療の質をマ

ネジメントすることも求められる。プロの医療マネジメント職が必要である。
　本書がそのようなプロを目指すマネジメント職の何らかの参考になれば幸いである。

　　　　　　　　　　　　　　　　　　　　　　　　　　　　松田　晋哉

引用文献

第1章

1) Lubitz J, Liming C, Kramarow E and Lentzner H: Health, Life expectancy, and health care spending among the elderly, NEJM, Vol.349: 1048-1055, 2003

2) 愈炳匡：「改革」のための医療経済学、大阪：メディカ出版、2006

3) Matsuda S, Fujino Y, Fushimi K and Fujimori K: Structural analysis of the factors associated with increase in health expenditures for the aged in Japan, APJDM, Vol.1 (4), 2007

4) 厚生労働省：国民医療費（各年度）

5) 松田晋哉．基礎から読み解くDPC 第2版、東京：医学書院、2008

6) Donabedian A: Quality assessment and assurance: unity of purpose, diversity of means, Inquiry, 1988; 25: 173-92

7) 伏見清秀：国立大学病院医療に及ぼすDPC導入の影響（H16年度厚生労働科学研究補助金　長寿科学総合研究事業　H15-長寿-011：主任研究者　西岡清）、2005

8) 伏見清秀：病院グループによる利用可能性、藤森研司・松田晋哉　編著　明日の医療に活かすDPCデータの分析手法と活用、東京：じほう、2010

第3章

9) 石川ベンジャミン光一、松田晋哉：厚生労働省平成20年度DPC調査データに基づく病院の診療実績一覧、東京：じほう、2009

10) 日本クリニカルパス学会ホームページ：http://www.jscp.gr.jp/about/index.html

11) 国立南和歌山病院クリニカルパスウェイ委員会：急性期入院医療の定額払い方式（日本版DRG/PPS）とクリニカルパスウェイ、名古屋：日総研出版、1999

12) 藤森研司・中島稔博：エクセル・アクセスではじめるDPCデータ分析入門、東京：じほう、2007

13) 藤森研司・中島稔博：DPCデータ分析　アクセス・SQL活用編、東京：じほう、2009

14) 松田晋哉：DPCを用いたクリニカルパスの評価、日本クリニカルパス学会誌、Vol.12 (1), 2010

15) 田崎年晃：新規パス作成ならびにパス精緻化への応用、藤森研司・松田晋哉編著　明日の医療に活かすDPCデータの分析手法と活用、東京：じほう、2010, pp 29-44

16) 今中雄一、松田晋哉：「包括支払い方式が医療経済及び医療提供体制に及ぼす影響に関する研究」報告書　別冊1　DPC別原価推計結果（施設類型別）、2009

17) 伏見清秀：DPCデータ活用ブック　第2版、東京：じほう、2008

18) 経営戦略研究会：経営戦略の基本、東京：日本実業出版社、2008

19) RSキャプラン、DPノートン：バランススコアカード、東京：生産性出版、1997

20) 荒井耕：医療バランスト・スコアカード、東京：中央経済社、2005

21) 高橋淑郎：医療経営のバランスト・スコアカード、東京：生産性出版、2004

22) 伊藤一彦・上宮克己：バランス・スコアカードの作り方、東京：同友館、2005

23) 藤森研司、中島稔博、松田晋哉：電子レセプトのデータベース化と活用、社会保険旬報、No. 2399: 10-14, 2009

第4章

24) 松田晋哉、石川ベンジャミン光一、藤森研司、堀口裕正：DPC電子レセプトの仕様に関する検討、社会保険旬報、No. 2393: 8-13, 2009

25)

26) 小林祥泰（編集）：脳卒中データバンク2009、東京：中山書店, 2009

27) 石川ベンジャミン光一．DPCポートフォリオ、急性期入院医療試行分類を活用した調査研究報告書（H13-政策-034）別冊、2004

28) Sivenius J, Pyorala K, Heinonen OP, et al. The significance of intensity of rehabilitation of stroke - a controlled trial. Stroke, 16: 928-31, 1985

29) Stroke Unit Trialists' Collaboration. Collaborative systematic review of the randomized trials of organized inpatient (stroke unit) care after stroke. BMJ, 314: 1151-9, 1997

30) Kwakkel G, Wagenaar RC, Koelman TW, et al. Effects of intensity of rehabilitation after stroke. A research synthesis. Stroke, 28: 1550-6, 1997

31) Endicott J. Measurement of depression in patients with cancer, Cancer, 53:2243-9, 1984

32) Passik SD, Kirsh KL, Theobald D, et al. Use of a depression screening tool and a fluoxetine-based algorism to improve the recognition and treatment of depression in cancer patients. A demonstration project. J Pain Symptom Manage, 24:318-27, 2002

参考文献（さらに学習を深めたい読者のために）

1）松田晋哉：基礎から読み解くDPC（第2版）、東京：医学書院、2008
2）松田晋哉：臨床医のためのDPC入門（第2版）、東京：じほう、2009
3）藤森研司・中島稔博：エクセル・アクセスではじめるDPCデータ分析入門、東京：じほう、2007
4）藤森研司・中島稔博：DPC データ分析　アクセス・SQL 活用編、東京：じほう、2009
5）藤森研司・松田晋哉　編著　明日の医療に活かすDPCデータの分析手法と活用、東京：じほう、2010
6）伏見清秀：DPCデータ活用ブック　第2版　東京：じほう、2008

REPORT

REPORT

REPORT

REPORT

著者紹介

松田　晋哉（まつだ・しんや）
産業医科大学医学部 教授

1960年生まれ。1985年、産業医科大学医学部卒業。1992年、フランス国立公衆衛生学校卒業。1993年、京都大学博士号（医学）取得。1997年4月産業医科大学医学部公衆衛生学助教授、99年3月より現職。

専門は領域公衆衛生学（保健医療システム、医療経済、国際保健、産業保健）。

厚生労働省保険医療専門審査員（中医協基本小委DPC調査専門組織及びコスト調査専門組織）、厚生科学審議会地域保健健康増進栄養部会、厚生労働省医療計画の見直し等に関する委員会ワーキンググループ、経済産業省医療機器に関する経済社会ガイドライン準備委員会、内閣府構造改革評価タスクフォース（医療制度改革）などを務める。

主な著書に『明日の医療に活かすDPCデータの分析手法と活用』（じほう、2010年）、『平成20年度厚労科研松田班DPC調査データに基づくがん化学療法ポートフォリオ』（共著、じほう、2009年）、『厚生労働省DPC調査データに基づく病院の診療実績一覧〈平成20年度版〉』（共著、じほう、2009年）、『臨床医のためのDPC入門―Q&Aで学ぶDPCの基礎知識120（第2版）』（じほう、2009年）などがある。

『医療経営士テキストシリーズ』　総監修

川渕　孝一（かわぶち・こういち）

1959年生まれ。1983年、一橋大学商学部卒業後、民間病院を経て、1986年、シカゴ大学経営大学院でMBA取得。国立医療・病院管理研究所、国立社会保障・人口問題研究所勤務、日本福祉大学経済学部教授、日医総研主席研究員、経済産業研究所ファカルティ・フェローなどを経て、現在、東京医科歯科大学大学院教授。主な研究テーマは医療経営、医療経済、医療政策など。『第五次医療法改正のポイントと対応戦略60』『病院の品格』（いずれも日本医療企画）、『医療再生は可能か』（筑摩書房）、『医療改革～痛みを感じない制度設計を～』（東洋経済新報社）など著書多数。

医療経営士●上級テキスト9
DPCによる戦略的病院経営──急性期病院に求められるDPC活用術

2010年9月10日　初版第1刷発行

著　　者　松田　晋哉
発 行 人　林　　諄
発 行 所　株式会社 日本医療企画
　　　　　〒101-0033　東京都千代田区神田岩本町4-14　神田平成ビル
　　　　　TEL 03-3256-2861(代)　http://www.jmp.co.jp
　　　　　「医療経営士」専用ページ　http://www.jmp.co.jp/mm/
印 刷 所　図書印刷 株式会社

©SHINYA MATSUDA 2010,Printed in Japan
ISBN978-4-89041-936-4 C3034　　定価は表紙に表示しています
本書の全部または一部の複写・複製・転訳載等の一切を禁じます。これらの許諾については小社までご照会ください。

『医療経営士テキストシリーズ』全40巻

■初　級・全8巻
(1) 医療経営史——医療の起源から巨大病院の出現まで
(2) 日本の医療行政と地域医療——政策、制度の歴史と基礎知識
(3) 日本の医療関連法規——その歴史と基礎知識
(4) 病院の仕組みと各種団体、学会の成り立ち——内部構造と外部環境の基礎知識
(5) 診療科目の歴史と医療技術の進歩——医療の細分化による専門医の誕生
(6) 日本の医療関連サービス——病院を取り巻く医療産業の状況
(7) 患者と医療サービス——患者視点の医療とは
(8) 生命倫理／医療倫理——医療人としての基礎知識

■中　級[一般講座]・全10巻
(1) 医療経営概論——病院経営に必要な基本要素とは
(2) 経営理念・ビジョン／経営戦略——経営戦略実行のための基本知識
(3) 医療マーケティングと地域医療——患者を顧客としてとらえられるか
(4) 医療ＩＴシステム——診療・経営のための情報活用戦略と実践事例
(5) 組織管理／組織改革——改革こそが経営だ！
(6) 人的資源管理——ヒトは経営の根幹
(7) 事務管理／物品管理——コスト意識を持っているか？
(8) 財務会計／資金調達（1）財務会計
(9) 財務会計／資金調達（2）資金調達
(10) 医療法務／医療の安全管理——訴訟になる前に知っておくべきこと

■中　級[専門講座]・全9巻
(1) 診療報酬制度と請求事務——医療収益の実際
(2) 広報・広告／ブランディング——集患力をアップさせるために
(3) 部門別管理——目標管理制度の導入と実践
(4) 医療・介護の連携——これからの病院経営のスタイルは複合型
(5) 経営手法の進化と多様化——課題・問題解決力を身につけよう
(6) 創造するリーダーシップとチーム医療
(7) 業務改革——病院活性化のための効果的手法
(8) チーム力と現場力——"病院風土"をいかに変えるか
(9) 医療サービスの多様化と実践——患者は何を求めているのか

■上　級・全13巻
(1) 病院経営戦略論——経営手法の多様化と戦略実行にあたって
(2) バランスト・スコアカード(BSC)／SWOT分析
(3) クリニカルパス／地域医療連携
(4) 医工連携——最新動向と将来展望
(5) 医療ガバナンス——クリニカル・ガバナンスとホスピタル・ガバナンス
(6) 医療品質経営——患者中心医療の意義と方法論
(7) 医療情報セキュリティマネジメントシステム(ISMS)
(8) 医療事故とクライシス・マネジメント
(9) DPCによる戦略的病院経営——急性期病院経営に求められるDPC活用術
(10) 経営形態——その選択術
(11) 医療コミュニケーション——医師と患者の信頼関係構築
(12) 保険外診療／附帯事業——自由診療と医療関連ビジネス
(13) 介護経営——介護事業成功への道しるべ

※タイトル等は一部予告なく変更する可能性がございます。